SCHWANGERSCHAFT

Neun spannende Monate

Wie Sie sich auf dem Weg zum Kinderwunsch, die Geburt und das Baby richtig vorbereiten und eine gute Mutter werden – Schritt für Schritt zum Babyglück!

INHALT

Vorwort

Das erste Mal schwanger. Zwar überglücklich sind manche werdenden Mütter, aber auch mit der Situation teilweise etwas überfordert. Wie sage ich es meinem Mann? Wie sage ich es meinen Eltern? Wie sage ich es meinen Freunden? Meinen Arbeitskollegen? Oh je, und wie sage ich es bloß meinem Chef?
Welche Vorsorgeuntersuchungen stehen an? Was darf ich jetzt nicht mehr essen und trinken? Und auf was genau sollte ich besser komplett verzichten? Wann muss ich eigentlich zum Frauenarzt? In welchem Monat beginnt man am besten mit der Gestaltung des Kinderzimmers und was muss in meine Kliniktasche? Dass schwangere Frauen viele Fragen haben, ist völlig normal. Zu all diesen Fragen erhalten Sie von mir, nach bestem Wissen und Gewissen, in diesem Buch wertvolle Ratschläge.

DER KINDERWUNSCH

Der Kinderwunsch ist bei so gut wie allen Paaren irgendwann ein Thema. Die einen wünschen sich ganz früh Kinder, die anderen würden gerne noch etwas von der Welt sehen, bevor sie so eine langfristige Verantwortung übernehmen wollen. So unterschiedlich, wie die Wünsche und Zeitpunkte auch sind, so unterschiedlich ist es auch, bis es mit der Befruchtung klappt. Hierbei spielt eine wichtige Rolle, dass die Frau nur an wenigen Tagen im Monat fruchtbar ist. Dies bedeutet, dass die Frau nur in diesen Tagen durch ungeschützten Geschlechtsverkehr schwanger werden kann. Gerade Paare, die bereits länger versuchen, ein Kind zu bekommen, nutzen oft die Möglichkeit eines Ovulationstests. Hierbei wird dem Paar angezeigt, ob die Frau sich aktuell in ihren fruchtbaren Tagen befindet. Der Zeitpunkt, an dem mit der Familienplanung begonnen wird, muss in erster Linie natürlich zwischen dem Paar abgesprochen sein.

GIBT ES EINEN „RICHTIGEN“ ZEITPUNKT FÜR DAS ERSTE BABY?

Viele Paare kennen das, man redet über den Kinderwunsch, beide Seiten stellen fest, dass sie definitiv ein Kind haben möchten, doch sie machen sich Gedanken bezüglich des Zeitpunktes. Ist es zu früh? Ist man als Paar lange genug zusammen? Ist die Beziehung gefestigt genug? Ist die Frau alt und reif genug, ein Kind zu bekommen? Sind Ausbildung und/oder Studium bereits abgeschlossen?

Oder ist man vielleicht schon zu spät dran? Spielt es überhaupt eine Rolle, was andere darüber denken? Haben wir aktuell genügend Geld?

Prinzipiell gibt es kein richtig oder falsch. Es gibt viele Frauen, die ganz früh Mutter werden. Im Gegensatz dazu steigt aber auch die Anzahl der Karriere-Frauen, die erst ihr Studium beenden, und dann in einem fortgeschrittenen Alter ihre Kinder bekommen, seit Jahren kontinuierlich.

Eine Frau Anfang 20 wird häufig gefragt, ob sie nicht ein bisschen zu jung für das erste Kind sei. Eine Frau Mitte 20, die schon seit Längerem in einer festen Beziehung lebt und bereits verheiratet ist, wird häufig gefragt, wann denn dann endlich mal das erste Kind kommt. Einer Frau Anfang 30 wird mehrfach mitgeteilt, dass sie sich mit der Kinderplanung beeilen sollte, da ihre biologische Uhr ticken würde.

Was lernen wir daraus? Unserem Umfeld können wir es so oder so nicht recht machen. Entweder sind wir zu jung, wir warten zu lange, oder wir sind bereits zu alt. Auf diese Meinungen sollten Sie nichts geben! Es ist Ihr Körper, es ist Ihr Leben und egal, ob Sie 20, 30 oder 40 Jahre alt sind, ob verheiratet oder nicht, es ist und bleibt (gemeinsam mit Ihrem Partner) Ihre Entscheidung, ob und wenn ja, wann, Sie ein Kind bekommen möchten. Lassen Sie sich nicht durch Ihr Umfeld verrückt machen.

ERSTE ANZEICHEN FÜR EINE SCHWANGERSCHAFT

Anzeichen für eine Schwangerschaft können unter anderem sein:

1. Gespannte und sehr empfindliche Haut im Brustbereich.
2. Gewohnte Lebensmittel schmecken auf einmal nicht mehr oder sie schmecken anders, als man sie in Erinnerung hat.
3. Häufige Müdigkeitsattacken sind auch oft ein Anzeichen für eine Schwangerschaft. Nicht selten kommt es vor, dass Schwangere (die es noch nicht wissen) deutlich häufiger, intensiver und länger müde sind als vorher.
4. Übelkeit und Erbrechen fallen unter die bekanntesten Anzeichen. Gerade wenn es sich hierbei nicht um einmalige Übelkeits- oder Erbrechenanfälle handelt, lohnt ein Blick auf den Zyklus, ob man ggf. bereits überfällig ist.
5. Leichte Blähungen und Unterleibsschmerzen können ebenfalls auf eine Schwangerschaft hindeuten.
6. Abneigungen gegen bestimmte Düfte, wie zum Beispiel Zigarettengeruch, Alkohol oder Kaffee, sind nicht unüblich. Gerade in der Schwangerschaft und besonders im ersten Schwangerschaftstrimester werden viele geruchsempfindlich.
7. Sehr häufiger Harndrang kann ebenfalls ein Anzeichen für eine Schwangerschaft sein.
8. Schlechte Laune und enorme Stimmungsschwankungen können ebenfalls auf eine Schwangerschaft hindeuten. Durch die hormonell bedingten Prozesse im Körper der schwangeren Frau sind Stimmungsschwankungen natürlich nicht verwunderlich.

In der Theorie können all diese Anzeichen vorliegen und es ist selbstverständlich trotzdem möglich, dass Sie nicht schwanger sind.

Oder es können keine dieser Anzeichen vorliegen und Sie könnten trotzdem schwanger sein.

Hierbei handelt es sich lediglich um Anzeichen, die in der Vergangenheit oft bei Schwangeren beobachtet wurden, die zu diesem Zeitpunkt selbst noch nicht wussten, dass sie schwanger sind.

JUHU, WIR SIND SCHWANGER!

Dann passiert es. Ob geplant oder ungeplant, ob lange gewünscht oder völlig überraschend. Der Schwangerschaftstest zeigt ein positives Ergebnis an. Die Freude hierüber ist bei den meisten unendlich groß.

Viele haben sich diesen Moment so lange herbeigesehnt und sich so lange ein kleines Wunder gewünscht. Andere sind von dem Ereignis überrascht, da noch kein Nachwuchs geplant war.

Doch eins haben beide Gruppen von Frauen gemeinsam: egal ob lange ersehnt oder überraschend schwanger, zu der unendlich erscheinenden Freude kommen auch bei einigen gemischte Gefühle dazu. Wie beispielsweise Angst um das Baby, Unsicherheit wie der Partner reagieren wird oder Bedenken bezüglich des Arbeitgebers. In erster Linie sollten alle schwangeren Frauen diese Zeit jedoch genießen. Der Rest wird sich Schritt für Schritt ergeben. In eine Schwangerschaft muss man erst mal „reinwachsen". Von heute auf morgen sind nicht alle Sachen geregelt, so viel ist sicher. Aber denken Sie immer daran: Ihr Baby benötigt insgesamt 10 Monate, bis es diese Welt erblicken kann. 10 Monate, in denen Sie so vieles schaffen können und werden.

IDEEN UND ANREGUNGEN WIE SIE IHREN PARTNER MIT DER BABYNACHRICHT ÜBERRASCHEN KÖNNEN.

Frauen werden oft durch das Ausbleiben der Regel und/oder durch einen Schwangerschaftstest über die jetzige Situation informiert. Die meisten Frauen stellen sich eine romantische Geste vor, um es ihrem Partner mitzuteilen.

Nachfolgend haben wir eine kleine Liste mit Anregungen und Ideen verfasst, wie man seinen Partner überraschen könnte.

1. Babyschuhe oder Socken kaufen

Babyschuhe oder auch Neugeborenensöckchen sind nicht besonders teuer, aber unmissverständlich in ihrer Botschaft. Deshalb ist es unter den Frauen eine besonders effektive Möglichkeit, dem werdenden Vater die freudige Nachricht so zu übermitteln.

Sie können sich beispielsweise Babyschuhe oder -socken kaufen, am besten in einer geschlechtsneutralen Farbe (denn meistens erfährt die Frau, dass sie schwanger ist, lange bevor Sie das Geschlecht weiß), und diese als Geschenk verpackt Ihrem Partner übergeben.

2. Ultraschallbild

Eine einfache und auch sehr schöne Möglichkeit ist es, dem Vater eines der Ultraschallbilder zu schenken. Hierfür können extra kleine Bilderrahmen gekauft werden. Alternativ, wenn man das Bild nicht so „drapieren" möchte, kann man es auch „aus Versehen" liegenlassen. Hierbei ist allerdings ganz wichtig, drauf zu achten, dass der werdende Papa versteht, dass Sie es extra haben liegen gelassen. Wenn er nämlich glaubt, Sie wollen ihm die Schwangerschaft verschweigen und es ist nur durch einen Zufall rausgekommen, könnte es Ärger geben.

Sie könnten beispielsweise beim Autofahren so tun, als wenn Sie etwas aus Ihrer Tasche benötigen. Dann sollte das Ultraschallbild ganz oben liegen und Sie sollten ihn angrinsen, damit er direkt Bescheid weiß, dass Sie ihn überraschen und es ihm nicht verheimlichen wollten.

3. Vaterschaftspass

Wenn die Frau schwanger ist, bekommt sie einen Mutterpass ausgestellt. Hier stehen alle wichtigen Daten, sowohl über die Frau als auch über das noch ungeborene Baby drin.

Es gibt im Internet die Möglichkeit, einen sogenannten Vaterschaftspass zu kaufen.

Dieser gilt natürlich nicht als eine Art Dokument, sondern als Geschenk. Im Vaterschaftspass kann die Mutter (vor dem Verschenken natürlich), den Namen des Vaters und noch vieles mehr eintragen.

4. Der Schnuller-Kauf

Ebenfalls eine besondere Möglichkeit, dem Partner von einer Schwangerschaft zu erzählen, ist es, einen Schnuller zu kaufen. Schnuller gibt es in den süßesten Farben und den unterschiedlichsten Variationen. Auf manchen stehen wunderschöne kurze Sprüche. Hier ist der Fantasie keine Grenze gesetzt. Kaufen Sie den Schnuller, von dem Sie denken, er würde das Herz Ihres Partners erwärmen können.

Zuhause angekommen, können Sie Ihren Partner beim Abendessen hiermit überraschen. Beispielsweise, nach dem alle aufgegessen haben, bringen Sie die Teller zurück in die Küche und sagen zu ihm: „Schatz, bleib noch kurz sitzen, ich habe noch etwas für dich."

Dann können Sie den Schnuller aus der Verpackung nehmen und ihn beispielsweise auf einen Dessertteller legen und ihm die Überraschung quasi „servieren".

5. Einladung ins Lieblingsrestaurant oder in die Lieblingsbar

Haben Sie und Ihr Partner ein Lieblingslokal, ein Lieblingsrestaurant oder eine Lieblingsbar? Sie könnten ihm sagen: „Schatz, lass uns doch am Freitagabend mal wieder dorthin gehen. Ich würde so gerne mit dir Freitag essen gehen und eine Kleinigkeit trinken." Davon abgesehen, dass Zeit zu zweit in einer Beziehung sowieso wichtig ist, kommt es zu Ihrer Überraschung bei der Bestellung. Wenn Ihr Stammitaliener Sie dann fragt: „Wieder Rotwein, wie immer?" Können Sie sagen: „Nein vielen Dank, ich nehme ein Wasser, ich <u>darf</u> heute nichts trinken."

Seien Sie sich sicher, ab hier ist bei Ihrem Mann die Neugier geweckt. Er wird Sie höchstwahrscheinlich so etwas fragen, wie: „Schatz, was ist denn los?“, „Du musst heute doch gar kein Auto mehr fahren“ oder „Hast du später noch etwas anderes vor?“

Nun können Sie Sätze antworten wie: „Ich darf nicht nur heute keinen Alkohol mehr trinken“. Wenn Sie dann dabei noch lächeln, wird Ihr Partner das Ganze sicherlich verstehen und die Überraschung ist geglückt.

6. Eine witzige Überraschung vorbereiten

Hierfür benötigen Sie eine kleine Geschenkbox von einem Juwelier (die haben Frauen meistens irgendwo noch rumliegen), zwei kleine Zettel, Kleber, einen Stift und eine rohe Erbse.

Auf den kleinen Zettel können Sie nun schreiben: „Genauso groß wie diese Erbse ist aktuell unser Baby“. Den Zettel legen Sie so in die Schachtel, dass er direkt ins Auge springt, wenn Ihr Partner die Schachtel öffnet. Die Erbse können Sie mit Sekundenkleber fest auf das Blatt Papier kleben. Nun drapieren Sie die Schachtel auf dem Wohnzimmertisch. Jetzt benötigen Sie den zweiten Zettel. Hier können Sie so etwas schreiben wie z. B.: „Finger weg!“ „Bloß nicht öffnen“. Es wird die Neugier Ihres Mannes wecken, ganz sicher!

Jetzt können Sie entweder im Versteck abwarten, ob er die Schachtel heimlich öffnet, oder Sie warten ab, bis er fragt, warum er da nicht dran darf. Dann wäre ein lockerer Spruch wie z. B. „erst wenn du sitzt“ angebracht.

Nach dem Öffnen der Schachtel sind alle Unklarheiten ausgeräumt, garantiert.

WIE UND WANN SAGT MAN ES DER FAMILIE?

Besonders gut für die frohe Botschaft eigenen sich Familienfeiern, Geburtstage, Brunches oder Ähnliches. Da hat man direkt die ganze Familie versammelt und kann die ganze Geschichte einmal, und zwar allen gleichzeitig, erzählen. Außerdem hat es den Vorteil, dass sich kein Familienmitglied benachteiligt fühlen kann, da es alle zur selben Zeit erfahren. Viele Paare entscheiden, die ersten 3 Monate abzuwarten, bevor sie mitteilen, dass ein Baby unterwegs ist, da in den ersten 3 Monaten die häufigsten Abgänge passieren. Hiergegen ist natürlich nichts einzuwenden. Und es darf Ihnen auch niemand böse sein, wenn Sie die „gefährlichste" Zeit erst mal abwarten möchten. Allerdings bedenken Sie: Falls es tatsächlich, aus welchen Gründen auch immer, zu einem Schwangerschaftsabbruch kommt, wen wünschen Sie sich dann an Ihre Seite? Hier lautet Ihre Antwort bestimmt: Die engsten Freunde und Familie. Daher kann man es Ihnen auch eigentlich direkt am Anfang erzählen.

Andere Paare wiederum, teilen es sofort mit, nachdem Sie es sicher wissen. Hierbei gilt: Wie ist Ihr Gefühl? Möchten Sie es lieber noch etwas geheim halten oder darf es ruhig schon jeder wissen?

Sprechen Sie mit Ihrem Partner und treffen Sie eine gemeinsame Entscheidung. Ziehen Sie hier an einem Strang. Das ist das A und O.

WANN KANN, SOLLTE ODER MUSS DER ARBEITGEBER INFORMIERT WERDEN?

Das kommt ganz auf die Branche an, in der Sie arbeiten.

Prinzipiell müssen Sie Ihrem Arbeitgeber nur Bescheid sagen, wenn Sie in einem Bereich arbeiten, in dem Sie schwanger nicht mehr arbeiten dürfen. Dies sind Bereiche, in denen die Unversehrtheit des ungeborenen Kindes sowie auch Ihre eigene Unversehrtheit nicht gewährleistet ist. In der Medizin ist dies beispielsweise die Nuklearmedizin. Hier wäre die Schwangere über einen langen Zeitraum am Tag mit Patienten in Kontakt, die ein radioaktives Mittel verabreicht bekommen haben. Die „strahlenden" Patienten, können je nach Dauer und Nähe zur schwangeren Person, Schäden am ungeborenen Kind hervorrufen.

Auch wenn Sie in einem Bereich arbeiten, in dem das Wohl des Kindes zu keiner Zeit gefährdet ist, macht es Sinn seinen Arbeitgeber von der Schwangerschaft und dem voraussichtlichen Entbindungstermin zu informieren. Für Schwangere gelten am Arbeitsplatz besondere

Schutzmaßnahmen. Diese kann der Arbeitgeber natürlich nur ergreifen, wenn er von Ihrem Zustand weiß. Außerdem ist es für den Arbeitgeber hilfreich, früh zu erfahren, dass er einen Ersatz für Sie suchen muss.

Viele Schwangere möchten nicht, dass die Arbeitskollegen von der Schwangerschaft erfahren, bevor die „drei Monatsmarke“ nicht erreicht ist. Aus diesem Grund verschweigen es viele so lange. Allerdings gibt es immer die Möglichkeit, in die Personalabteilung oder eben direkt zum Arbeitgeber zu gehen, diesem alles mitzuteilen und ihn dann um Stillschweigen zu bitten. Bedenken Sie: Irgendwann können Sie die Schwangerschaft sowieso nicht mehr verstecken und dann kommen viele Fragen auf Sie zu, warum Sie nichts erzählt haben usw. Ersparen Sie sich lieber diesen Stress, indem Sie an einem Tag, an dem Sie sich wohl fühlen, allen Arbeitskollegen und auch dem Chef mitteilen, dass Sie schwanger sind.

FRAUENARZTTERMINE IM ÜBERBLICK

Kurze Information vorweg:

Was viele nicht wissen ist, dass die Vorsorgeuntersuchungen nicht zwingend bei der Frauenärztin/dem Frauenarzt stattfinden müssen. Auch Hebammen sind dazu berechtigt, eine Menge Vorsorgeuntersuchungen an Schwangeren durchzuführen.

Da die Hebamme, die zu Ihnen nach Hause kommt, beispielsweise keine Möglichkeit hat, eine vaginale Ultraschalluntersuchung bei Ihnen durchzuführen, gibt es auch die Möglichkeit die eine Hälfte der Vorsorge bei der Hebamme und die andere Hälfte der Vorsorge bei der Gynäkologin/dem Gynäkologen durchführen zu lassen. Alternativ können Sie aber auch selbstverständlich alle Vorsorgetermine bei Ihrer Frauenärztin/Ihrem Frauenarzt durchführen lassen. Gerade beim ersten Kind ist es wichtig, auf sein Bauchgefühl zu hören, da noch keine Erfahrungswerte vorliegen.

Nachfolgend liste ich Ihnen außerdem zur besseren Übersicht alle Frauenarzttermine auf. Ab Seite 16 beschreiben wir fortlaufend die spannenden 10 Monate, die Sie nun erwarten. In jedem Monat gehen wir auf die dementsprechenden Vorsorgeuntersuchungen noch mal der Reihe nach ein. So haben Sie die Möglichkeit, im jeweiligen Monat noch mal schnell nachzuschauen, welche Vorsorgeuntersuchung ansteht oder möglich ist, ohne den gesamten Text noch mal lesen zu müssen.

Wenn Sie gesetzlich versichert sind, haben Sie während der gesamten Schwangerschaft Anspruch auf drei große Ultraschalls. Viele Frauenärzte „schallen" aber deutlich öfter, Sie bekommen nur im Anschluss an diese „zusätzlichen Ultraschalltermine" kein Ultraschallbild ausgehändigt. Wohingegen Sie bei den drei großen Ultraschallterminen Anspruch auf ein Ultraschallbild haben. Manche Praxen bieten auch eine sogenannte „Ultraschallflatrate" an. Hier bezahlen Sie einmal einen Betrag und erhalten nach jedem Ultraschall Ihre Ultraschallbilder. Dieser Betrag kann variieren und sollte bei Ihrer Ärztin/Ihrem Arzt erfragt werden, sofern Interesse besteht.

Der Ablauf aller anstehenden Vorsorgeuntersuchungen sieht ähnlich aus. Es geht hierbei so gut wie immer um folgende Punkte:

-> Gewichtskontrolle der Schwangeren
-> Urinkontrolle
-> Blutdrucküberprüfung
-> Überprüfung der Kindeslage
-> Gebärmutteruntersuchung
-> Herzaktivitätskontrolle

Grundsätzlich ist es in den Mutterschaftsrichtlinien vorgesehen, dass Sie Anspruch auf 10 Vorsorgetermine haben. Das bedeutet bei einer 40-wöchigen Schwangerschaft eine Vorsorgeuntersuchung alle 4 Wochen. Jedoch verkürzt sich dieser Abstand um die 30. bis 32. Schwangerschaftswoche auf

14 Tage. Da um diesen Zeitpunkt herum alle 14 Tage ein CTG geschrieben wird.

Der erste Termin beim Frauenarzt macht Sinn, nachdem die Regel mindestens zwei Wochen ausgeblieben ist. Hierbei wird ein Urin-Schwangerschaftstest gemacht, Blut abgenommen und der Bauchraum wird geschallt. Es findet ein Beratungsgespräch statt. Hier werden klassischerweise Broschüren überreicht, aus denen hervorgeht, auf was die Schwangere nun achten soll.

Zusätzlich wird auch über gesunde Ernährung in der Schwangerschaft, wie auch über Sport und sonstige Aktivitäten gesprochen. Hier ist genug Raum für Ihre Fragen. Vielleicht schreiben Sie sich Ihre Fragen vor dem ersten Besuch auf. Erfahrungsgemäß ist die Informationsflut gewaltig und oft vergisst man dann die Hälfte der Dinge, die man klären wollte.

Der Folgetermin findet zwischen der 9. bis 12. Schwangerschaftswoche statt. Hier wird der Schwangeren der Blutdruck gemessen, sie wird gewogen und der Bauch wird geschallt. Alle Messwerte werden in den Mutterpass eingetragen. Zusätzlich zum normalen Ultraschall hat man in dieser Zeit die Möglichkeit, das ungeborene Kind auf das Down-Syndrom testen zu lassen. Dies funktioniert mit einer Kombination aus einem Bluttest und einer Ultraschallbeurteilung und wird in den meisten Fällen nicht von der Krankenkasse übernommen.

In der 14. bis 18. Schwangerschaftswoche steht erneut eine Vorsorgeuntersuchung an. Hierbei werden von der Schwangeren sowohl Urin als auch der Hämoglobinwert gemessen, der Blutdruck kontrolliert und die Schwangere einmal auf die Waage gestellt, um das Gewicht zu kontrollieren. Gegebenenfalls wird bei dieser Ultraschalluntersuchung festgestellt, um welches Geschlecht es sich handelt. Hierbei ist es je nach Lage des Kindes völlig unterschiedlich, ob das Geschlecht bereits bei diesem Ultraschall oder erst beim nächsten Ultraschalltermin festgestellt werden kann. In diesem

Monat kann eine Fruchtwasseruntersuchung stattfinden. Dies wird nicht routinemäßig durchgeführt und birgt enorme Risiken. Daher sollte vor einer Fruchtwasseruntersuchung deutlich abgewägt werden, ob der Nutzen der Untersuchung das Risiko wert ist.

In der 19. bis 23. Schwangerschaftswoche findet der große Organultraschall statt. Hierbei werden sowohl die Finger als auch die Zehen gezählt. Außerdem schaut der Arzt genau auf die Organe, wie z. B. auf den Magen, die Leber und die Nieren, und auch auf die Wirbelsäule.

Sollten hierbei Auffälligkeiten auftreten, gibt es die Möglichkeit, die Schwangere zu einer pränatalen Klinik zu überweisen. In einer pränatalen Klinik schaut man sich das ungeborene Kind noch mal ganz intensiv und aus jeder Perspektive an.

Blutzuckerbelastungstest:

In jeder Schwangerschaft besteht die Gefahr, an Schwangerschaftsdiabetes zu erkranken. Dies liegt daran, dass besonders in der zweiten Schwangerschaftshälfte vermehrt Hormone produziert werden, die einen Einfluss auf unser Insulin haben.

Zwischen der 24. und der 28. Schwangerschaftswoche findet deshalb zur Vorsorge ein oraler Blutzuckerbelastungstest statt. Hierbei wird untersucht, ob ein Schwangerschaftsdiabetes vorliegt. Ein Schwangerschaftsdiabetes kann schwerwiegende Folgen sowohl für die Mutter als auch für das noch ungeborene Kind haben. Die Gefahren, an einem Schwangerschaftsdiabetes zu erkranken steigen enorm an, insofern es sich um eine Risikoschwangerschaft handelt. Besonders Frauen, die bereits über 30 Jahre alt sind und Frauen, die starkes Übergewicht haben, sind hier besonders gefährdet.

Vom Blutzuckerbelastungstest gibt es zwei unterschiedliche Varianten. In den Mutterschaftsrichtlinien ist nur die einfachere der beiden Testvarianten vorgesehen.

Diese Untersuchung wird mittlerweile durch die Krankenkasse bezahlt. Bei dieser ersten (und einfacheren) Variante handelt es sich um einen Test, bei dem die Schwangere 50 Gramm Glukose trinkt.

Nun wird die Schwangere ins Wartezimmer gebeten, wo sie eine Stunde später wieder aufgerufen wird. (Kleiner Tipp: die Wartezeit lässt sich besser überbrücken, wenn Sie ein Buch oder sonstiges mitnehmen.) Nach einer Stunde Wartezeit wird der Blutzuckerwert gemessen. Dieser darf nicht über 135 mg/dl liegen, sonst besteht der Verdacht eines Schwangerschaftsdiabetes. Das Problem hierbei ist, dass selbst wenn der Wert nach einer Stunde unter 135 mg/dl liegt, kann nicht sicher ausgeschlossen werden, dass kein Schwangerschaftsdiabetes vorliegt.

Daher halten viele Experten die zweite Variante den „größeren Blutzuckerbelastungstest", für aussagekräftiger.

Zusätzlich zu dem erhöhten Wert, gibt es jedoch auch andere Warnsignale, die für Schwangerschaftsdiabetes sprechen könnten. Beispielsweise ein vermehrtes Durstgefühl oder auch eine enorme Fruchtwasserzunahme können hierfür bereits Anzeichen sein. Spätestens dann sollte der aussagekräftige sogenannte 75 g oGTT Test durchgeführt werden.

Hierbei muss die schwangere Patientin nüchtern und morgens zur Gynäkologin/zum Gynäkologen kommen. Dann wird als erstes der nüchterne Blutzuckerwert gemessen, denn dieser gilt als „Ausgangspunkt". Danach trinkt die Patientin 75 Gramm Glukose. Nun wird, wie beim „einfachen" Test ebenfalls, erst mal eine Stunde gewartet und anschließend der Blutzuckerwert erneut gemessen. Nun setzt sich die Patientin jedoch wieder ins Wartezimmer zurück und wartet noch mal eine Stunde. Dann wird (nach insgesamt zwei Stunden Wartezeit) nochmals der Blutzuckerwert bestimmt.

Es gibt eine weltweite Studie, in der 25.000 Schwangere untersucht wurden. Hierbei kam heraus, dass bei 25.000 schwangeren Frauen, fast jede dritte Frau den nüchternen Blutzuckerwert erhöht hatte. Da jedoch bei dem ersten Test, der standardmäßig vorgesehen ist, der nüchterne Blutzuckerwert gar nicht gemessen wird, sehen viele Experten den umfangreicheren Test als sinnvoller an. Die Krankenkassen bezahlen mittlerweile die „einfache" Variante. Der umfangreichere Test wird nur erstattet, wenn der Wert des einfachen Testes über der Marke von 135 mg/dl liegt und somit zwingend notwendig wird.

Allerdings hat man als Patient immer auch die Möglichkeit, direkt auf den umfangreicheren und aussagekräftigeren Test zu bestehen. Die Kosten hierfür müssen Sie allerdings selber tragen.

Der Dritte und somit letzte vorgesehene große Ultraschalltermin findet in der 29. bis 32. Schwangerschaftswoche statt. Hier wird noch einmal abschließend das Kind geschallt und untersucht, ob die Schwangerschaft regulär verläuft. Ab der 33. Schwangerschaftswoche ändert sich das Zeitfenster der Untersuchungen. Der Abstand zwischen der letzten und der nächsten Untersuchung beträgt nun nicht mehr 4 Wochen, sondern nur noch 14 Tage. Zwischen der 30. und 32. Schwangerschaftswoche wird im Regelfall mit dem CTG-Schreiben angefangen. Doch was genau ist eigentlich ein CTG? Und wofür benötige ich so etwas? Diese Fragen möchten wir nachfolgend verständlich für Sie klären.

Ein CTG ist ein Kardiotokograf. Hierbei handelt es sich um ein medizinisches Gerät, das in der Schwangerschaft bei ungeborenen Babys eingesetzt wird. Mit der Hilfe des Kardiotokografen können im Wesentlichen zwei Messungen durchgeführt werden.

1. Der Kardiograf zeichnet die kindlichen Herztöne auf.
2. Der Topograf zeichnet Wehen auf, insofern diese bei der Messung auftreten. Vorherige Wehen kann das Gerät nicht anzeigen.

Diese Informationen sind ab der fortgeschrittenen Schwangerschaft hilfreich, um festzustellen, wie es dem Baby aktuell geht.

Allerdings ist dies immer nur eine Momentaufnahme. Denn nur in den 20 bis 40 Minuten, die in der Regel ein CTG dauert, werden Herztöne und Wehen aufgezeichnet. Dies gibt nur einen kleinen und kurzen Einblick darüber, ob in diesem Moment alles gut mit dem Baby ist.

Ab dem errechneten Geburtstermin findet das CTG-Schreiben alle zwei Tage statt.

Um die 36. Schwangerschaftswoche herum, findet noch mal eine Vorsorgeuntersuchung bei Ihrer Frauenärztin/Ihrem Frauenarzt statt. Auf Ihren speziellen Wunsch hin, können Sie zur Geburtsvorbereitung eine Akupunktur erhalten. Diese Kosten tragen allerdings nicht die Krankenkassen, sondern Sie selbst.

Sollte das Baby sich nicht am errechneten Geburtstermin auf den Weg machen, stehen nun alle 2 Tage Vorsorgeuntersuchungen inklusive CTG-Schreiben auf Ihrem Terminkalender. Sollte das Kind sich nicht spontan auf den Weg machen wollen, sondern muss eingeleitet werden, schickt Ihre Frauenärztin / Ihr Frauenarzt Sie in eine Klinik.

10 MONATE SIND 10 MONATE!

Steht ein Umzug bevor, weil beispielsweise in Ihre aktuelle Wohnung kein Kinderzimmer passt oder weil Sie noch vor der Geburt mit dem Kindesvater zusammenziehen möchten? Machen Sie sich keinen Stress. In den 10 Monaten haben Sie genügend Zeit, den Umzug sorgfältig vorzubereiten, doch bedenken Sie: Schwer heben und zu viel Stress ist in der Schwangerschaft nicht besonders ratsam und sollte deshalb unbedingt vermieden werden. Aber Sie können den organisatorischen Part übernehmen. Kümmern Sie sich um Helfer, organisieren Sie einen Leihwagen oder Ähnliches. Es gibt auch für schwangere Frauen eine Vielzahl an Möglichkeiten, um sich nicht nutzlos zu fühlen und trotzdem das Baby in keiner Weise in Gefahr zu bringen. Bedenken Sie immer: Im Fokus stehen Sie und Ihr Baby. Keine aufgeräumte Wohnung oder frisch geputzten Fenster!

Möchten Sie den Kindesvater unbedingt noch vor der Geburt heiraten?

Kein Problem. Innerhalb von 10 Monaten wird es einen freien Platz beim Standesamt geben. Vielleicht nicht mehr im Sommer an Ihrem Lieblingsdatum, aber es wird einen Termin geben, an dem Sie heiraten können. Auch hierbei gilt: Keinen zu großen Stress! Hochzeit und stressfrei sind zugegeben zwei Wörter, die nicht unbedingt besonders gut zueinander passen. Aber mal ehrlich, worauf kommt es Ihnen an? Dass Sie im schönsten Brautkleid eine riesige Party veranstalten, die ganze Nacht durchtanzen und es der aufregendste Tag Ihres Lebens wird? Wenn dies so ist, sollten Sie die Hochzeit bis nach der Geburt verschieben. Mit großer Kugel im XXL-Brautkleid wird es schwer, Ihren Erwartungen gerecht zu werden, davon mal abgesehen, dass man hochschwanger auch keine Nacht mehr durchtanzen sollte.

Wenn es Ihnen aber darum geht, die Liebe Ihres Lebens zu heiraten und das bei der Geburt Ihr Ehemann direkt als leiblicher Vater eingetragen werden kann und Sie nicht noch nach der Geburt Papierkram zu erledigen haben, dann ist eine standesamtliche Trauung während der Schwangerschaft sinnvoll. Sie könnten beispielsweise in einem schlichten Schwangerschaftskleid und im kleinen Rahmen Ihren Mann heiraten. Dies geht sogar relativ stressfrei. Sie benötigen einen Termin im Standesamt, ein Schwangerschaftskleid und eine kurze Nachricht an den engsten Familien- und/oder Freundeskreis. Eine große Feier, für die mehrere Monate Planung notwendig ist, können Sie ganz entspannt auf die Zeit nach der Geburt verschieben. In der Schwangerschaft gilt grundsätzlich: Seine Prioritäten muss man richtig setzen!

Möchten Sie während der Schwangerschaft noch verreisen?

Diese Frage stellen sich tatsächlich viele werdende Eltern. So sehr, wie man sich auch auf die Zeit zu dritt freuen mag, wird innerhalb der

Schwangerschaft, so gut wie jedem Pärchen, an irgendeiner Stelle klar: „Das war es mit der Zeit zu zweit".

Besonders gut und unproblematisch ist das Verreisen im fünften Schwangerschaftsmonat. Hier gehen Sie keine besonders großen Risiken für sich und das Baby ein. Sie können noch mal richtig die Zeit mit Ihrem Partner genießen und es geht Ihnen noch so gut, dass es körperlich nicht beschwerlich ist, zu verreisen. Dennoch sollten Sie den Gedanken, Ihre Koffer selber zu schleppen, schnell streichen. Viele Menschen sind so gestrickt, dass sie sich ungern helfen lassen. „Ich schaff das schon alleine" oder „du brauchst mir nicht dabei helfen" sind ganz häufige Sätze. Mit diesen Sätzen möchten wir zeigen, dass wir auf niemanden angewiesen sind und uns um unsere Sachen selber kümmern können. Das gibt uns ein gutes Gefühl.

In der Schwangerschaft sollten Sie diese Ansicht jedoch für 10 Monate ablegen. Geben Sie Sachen mit gutem Gewissen aus der Hand. Jeder wird es verstehen und Ihren Partner wird es vielleicht sogar freuen, dass er Sie in der Schwangerschaft aktiv unterstützen kann. Denn viele Männer haben das Gefühl, die Schwangerschaft passiv zu erleben. Oft vergeht die Zeit viel zu schnell und wenn der Mann immer arbeiten muss, wenn die Frau die Ultraschalluntersuchungen hat, kann er sich schon mal „außenvorstehend" fühlen. Genießen Sie es lieber, dass Sie sich jetzt nicht mehr um alles alleine kümmern müssen. Es gibt den Spruch „In der Schwangerschaft dreht sich alles nur um dich, danach nur noch um dein Kind". An diesem Satz ist viel Wahres dran. Also genießen Sie die Schwangerschaft in vollen Zügen. Gehen Sie nicht zu Veranstaltungen, wenn Sie dort nicht sein möchten. Unternehmen Sie am besten nur noch Dinge, die Ihnen Spaß machen und bringen Sie sich und Ihr ungeborenes Baby nie in Gefahr. Dann kann dies eine wundervolle Reise werden.

Wochen / Monatsübersicht

Für viele Schwangere ist es am Anfang schwierig, die Wochenanzahl zu verinnerlichen und vor allem den Monatswechsel zu bestimmen. Daher habe ich nachfolgend eine genaue Liste zum Nachlesen erstellt:

1. Monat: Erste bis vierte Woche
2. Monat: Fünfte bis achte Woche
3. Monat: neunte bis 12. Woche
4. Monat: 13. bis 16. Woche
5. Monat: 17. bis 20. Woche
6. Monat: 21. bis 24. Woche
7. Monat: 25. Bis 28. Woche
8. Monat: 29. Bis 32. Woche
9. Monat: 33 bis 36. Woche
10. Monat: 37. bis 40. Woche

Warum ist man 10 Monate schwanger und nicht nur 9?

Umgangssprachlich hält es sich hartnäckig, dass eine Schwangerschaft neun Monate dauert. Dabei dauert eine Schwangerschaft 10 Lunarmonate. Das bedeutet, zehn Monate á 28 Tage. Außerdem beginnt man zu zählen, ab dem ersten Tag der letzten Monatsregelblutung. Nach dieser Berechnung dauert eine Schwangerschaft ganz genau 40 Wochen, dementsprechend 280 Tage und eben genau 10 Lunarmonate.

DER SPANNENDE ERSTE MONAT (WOCHE 1 BIS 4)

Ob und wann eine Frau feststellt, dass sie schwanger ist, ist von Person zu Person und von Schwangerschaft zu Schwangerschaft sehr unterschiedlich. Manche Frauen vermuten eine Schwangerschaft bereits vor Ausbleiben der Periode. Hierfür gibt es dementsprechende Schwangerschaftstests, die sogenannten Frühtests. Diese können bereits vor Ausbleiben der Periode mit einer ziemlich hohen Wahrscheinlichkeit ein korrektes Ergebnis liefern. Ein Schwangerschaftstest, der nach Ausbleiben der Periode durchgeführt wurde, gilt als sicherer als sogenannte Frühtests. Nichtsdestotrotz sind Schwangerschaftsfrühtests eine wunderbare Möglichkeit, bereits vor Ausbleiben der Periode ein Stück Sicherheit zu gewinnen.

Erster Termin beim Gynäkologen

Sollte der Test nun, egal ob der Schwangerschaftsfrühtest oder der normale Schwangerschaftstest, positiv ausfallen, lassen Sie sich zur Sicherheit einen Termin bei Ihrer Frauenärztin/Ihrem Frauenarzt geben. Am besten zwei Wochen nach Ausbleiben der Periode. Bei diesem Termin wird ebenfalls erst einmal ein Schwangerschaftstest mittels Urintest durchgeführt.

Anschließend erfolgt das Gespräch mit der Gynäkologin/dem Gynäkologen. Hierbei bekommt die Schwangere Informationsmaterial ausgehändigt. Es gibt nämlich eine Reihe von Punkten, an die in einer Schwangerschaft gedacht werden muss.

Auf was sollte in der Schwangerschaft geachtet werden?

Es gibt eine Reihe von Empfehlungen und Vorgaben innerhalb einer Schwangerschaft:

Die Einnahme von Folsäure:

Frauen, die gerne schwanger werden möchten, sollten bereits drei Monate vor der Schwangerschaft mit der Einnahme von Folsäure-Tabletten anfangen. Diese Tabletten sind besonders wichtig für die Entwicklung des Rückenmarks und das Gehirn des ungeborenen Babys. Auch während der Schwangerschaft ist es für das Baby wichtig, dass Sie diese Tabletten einnehmen. Hierzu erhalten Sie Informationen von Ihrer Gynäkologin/Ihrem Gynäkologen.

„Schwangerschaft ist keine Krankheit":

Auch bei dem Thema „Schwangerschaft ist keine Krankheit" sind die meisten Ärzte einer Meinung. Schwangere neigen dazu, überempfindlich zu werden und auch gewisse Dinge mittels der Schwangerschaft zu rechtfertigen. Diese Personen ruhen sich darauf aus, schwanger zu sein. Sätze wie: „Ich kann nicht so weit laufen", „Schatz hol mir mal bitte...", „Ich glaube gleich wird mir noch mal schlecht" und noch vieles mehr. Ihre Ärztin/Ihr Arzt, wird Sie natürlich darüber aufklären, das schweres heben und viel Stress, in der Schwangerschaft sehr kontraproduktiv sind. Sie sind jedoch auch nicht krank und sollten nicht von morgens bis abends auf der Couch liegen (außer es besteht aufgrund von Komplikationen eine Bettruhe). Ihr Körper braucht auch während der Schwangerschaft Bewegung und diese am besten an der frischen Luft.

Schwangere müssen manchmal gebremst werden:

Dies ist das andere Extrem. Hierbei fühlt die Schwangere sich nicht krank oder stellt sich an (so wie beim Beispiel, „Schwangerschaft ist keine Krankheit"), nein ganz im Gegenteil. Viele wollen auf der Arbeit niemandem zur Last fallen. Und obwohl sie es besser wissen, schleppen sie viel zu schwere Gegenstände herum.

Manche tun noch im neunten Monat so, als wäre nichts und renovieren ein paar Tage vor dem errechneten Geburtstermin noch das Kinderzimmer selbst zu Ende. Auf das Thema der Überbeanspruchung kommt Ihre Gynäkologin/Ihr Gynäkologe sicher auch zu sprechen. Beim ersten Termin teilt sie/er Ihnen mit, dass schweres heben und bücken untersagt ist.

Je weiter fortgeschritten die Schwangerschaft ist, desto häufiger wird Ihre Ärztin/Ihr Arzt Sie fragen, wie Sie sich fühlen und ob es bestimmte Schmerzen oder Einschränkungen gibt. Sollten Sie im Laufe der Schwangerschaft bei irgendeiner Tätigkeit (egal ob beruflich oder privat) besondere Schwierigkeiten haben, diese zu bewältigen, sprechen Sie Ihre Ärztin/Ihren Arzt auf jeden Fall darauf an. Vielleicht ist genau diese Tätigkeit in der

Schwangerschaft nicht erlaubt und fällt Ihnen deshalb so schwer. Gehen Sie in Ihrem jetzigen Zustand kein Risiko ein.

Mit dem Rauchen aufhören:

Dieses Thema ist sehr brisant. Schwangere Raucherinnen möchten es nicht hören und noch viel lieber würden Sie erst gar nicht darüber reden. Doch es wird passieren. Ihre Frauenärztin/Ihr Frauenarzt wird Sie fragen, ob Sie rauchen, seit wann Sie rauchen, um wie viele Zigaretten es sich pro Tag/Woche handelt und wird Sie auch ermahnen, dass Rauchen sehr gesundheitsschädlich für Ihr Baby ist. Am besten wäre, wenn Sie sofort und unverzüglich mit dem Rauchen aufhören.

Das ist mit Abstand die allerbeste Lösung, um das Kind vor Gefahren durch das Rauchen zu schützen. Bei einem Kind, dessen Mama während der Schwangerschaft geraucht hat, ist die Gefahr des plötzlichen Kindstodes um 50 % erhöht, im Gegensatz zu Nichtraucher-Schwangerschaften. Außerdem kommen viele Kinder, deren Mutter während der Schwangerschaft geraucht haben, mit etwa 200 bis 300 Gramm weniger Gewicht auf die Welt.

Liegt eine Rötel-Schutz-Impfung vor?

Leider sind immer noch nicht flächendeckend gebärfähige Frauen gegen Röteln geimpft.

Dabei liegt das Risiko, bei unglaublichen 60 % einer schlimmen Erkrankung, wenn eine Schwangere ohne Rötel-Antikörper in den ersten acht Wochen der Schwangerschaft an Röteln erkrankt. Der Impfschutz ist bereits beim Kinderwunsch ein Thema. Hierbei werden die Frauen auf ihren Impfpass angesprochen. Sollte die Mutter innerhalb der ersten acht Wochen der Schwangerschaft an Röteln erkranken, kann dies unglaublich schlimme Folgen für das Kind haben, zum Beispiel einen Hirnfehler.

Nicht mehr zu schwer heben:

Werdende Mütter werden außerdem darauf hingewiesen, nicht mehr schwer zu heben. In der Schwangerschaft tragen Sie eine große

Verantwortung für Ihr Baby. Gerade Geschwisterkinder oder auch Patenkinder, wissen häufig nicht, was los ist. Sie können nur sehr schlecht einschätzen, warum Mama oder die Patentante, dass Kind auf einmal nicht mehr tragen kann oder möchte.

Bei dem Thema, auf was in der Schwangerschaft verzichtet werden sollte, scheiden sich oft die Geister. Dies hat mehrere Gründe: zum einen haben manche Ärzte, die schon lange praktizieren, andere Ansichten zum Thema Schwangerschaft als Ärzte, die erst seit kurzem praktizieren. Zusätzlich kommt es auch auf den Zustand der Schwangeren an. Ist eine Schwangere beispielsweise stark übergewichtig, wird sie im Erstgespräch darauf hingewiesen, dass es jetzt besonders wichtig ist, auf eine nährstoffreiche Ernährung zu achten.

Außerdem erhöht sich das Risiko für Komplikation innerhalb der Schwangerschaft enorm, je mehr die Schwangere wiegt. Grundsätzlich sollte in einer Schwangerschaft sowohl auf Alkohol als auch auf Zigaretten und selbstverständlich absolut auf Drogen verzichtet werden. Prinzipiell gilt: Alles was dem Kind schaden kann, weglassen!

Wie entwickelt sich der Embryo in den ersten 4 Wochen?

Die erste und zweite Schwangerschaftswoche:

Die erste und zweite Schwangerschaftswoche beginnt ca. in der Mitte des monatlichen Zyklus und hier findet auch der Eisprung statt. Durch die Samenzelle wird die Eizelle im Eileiter befruchtet. Nachdem die Eizelle befruchtet wurde, dauert es ungefähr vier bis fünf Tage, bis sie durch den Eileiter gewandert und sich in der Gebärmutter eingenistet hat.

Nachdem die Einnistung erfolgreich stattgefunden hat, bleibt die darauffolgende Monatsregelblutung aus.

Die dritte und vierte Schwangerschaftswoche:

Sowohl in der dritten als auch in der vierten Schwangerschaftswoche, kommt es zur festen Einnistung der sogenannten Keimzellen. Die Plazenta (der Mutterkuchen) und die Fruchtblase entstehen in dieser Zeit durch eine hohe Zellteilung. Zusätzlich entstehen zwei, nur wenige Millimeter große, Keimscheiben.

DER ZWEITE MONAT (WOCHE 5 BIS 8)

Wie entwickelt sich der Embryo in der 5. bis 8. Schwangerschaftswoche?

In der fünften bis achten Schwangerschaftswoche passiert einiges. Am Anfang der fünften Schwangerschaftswoche verändern die Zellen ihre Form, werden länglich und circa 2 mm lang. Nun bilden sich sogenannte Organanlagen. Beispielsweise schlägt das Herz des Embryos nun doppelt so schnell wie das seiner Mutter. In diesem Stadium bilden sich außerdem sowohl die Nieren als auch die Leber, das Gehirn und auch das Rückenmark.

Besonders wichtig in dieser Zeit ist die Entwicklung der Fruchtblase. In der Fruchtblase befindet sich das sogenannte Fruchtwasser. Das Fruchtwasser hat die wichtige Eigenschaft, den Embryo vor Lärm wie auch vor Gefahren zu schützen. Sollte in diesem Stadium ein Ultraschallbild angefertigt werden, werden sowohl der Dottersack als auch der Embryo selbst nur als minimaler Punkt im Ultraschallbild zu sehen sein. Außerdem ist es erst ab der fünften Schwangerschaftswoche überhaupt möglich, durch einen Bluttest, das sogenannte HCG-Hormon zuverlässig festzustellen. Der HCG-Wert ist ein aussagekräftiger Wert darüber, ob eine aktive Schwangerschaft besteht.

Außerdem wird der Embryo ab der sechsten Schwangerschaftswoche über den Mutterkuchen und die damit verbundene Nabelschnur sowohl mit Nährstoffen als auch mit Sauerstoff versorgt. In der sechsten

Schwangerschaftswoche ist Ihr Embryo circa 4 mm lang. Sowohl der Kopf wie auch der Hals und auch die Anlagen für Ohren, Augen und insbesondere des Gehirns sind bereits vorhanden. Besonders wichtig in der sechsten Schwangerschaftswoche ist außerdem die Entstehung des sogenannten Rückenstrangs. Dieser wird als Vorläufer der Wirbelsäule bezeichnet.

In der siebten Schwangerschaftswoche beträgt die Länge des Embryos etwa 5 mm. Hierbei wird in der sogenannten Scheitel-Steiß-Lage gemessen, wie übrigens die gesamte Schwangerschaft über. Die Faustregel besagt, dass ab jetzt Ihr Embryo ca. einen Millimeter pro Tag wachsen wird.

Außerdem erfolgt in der siebten Schwangerschaftswoche eine Stabilisierung des Embryos durch die Weiterentwicklung der Wirbelsäule. Auch das Nervensystem wird ununterbrochen weiterentwickelt.

Bereits in der achten Schwangerschaftswoche hat Ihr Embryo eine Größe von etwa 15 mm erreicht. Im Ultraschall können nun sogar an den Händen und Füßen kleine Finger und Zehenansätze sichtbar sein.

Viele Veränderungen stehen an

In der fünften bis achten Schwangerschaftswoche stehen viele Veränderungen an. Die meisten hiervon sind hormonell bedingt. Schwangere in diesem Stadium sind meist Heißhungerattacken und besonders heftiger Müdigkeit ausgesetzt. Zusätzlich kann, insofern man von der Schwangerschaft weiß, ein Wechselbad der Gefühle stattfinden. Widmen wir uns nun dem ersten Thema, dem Heißhunger:

Viele Frauen, die zum ersten Mal schwanger sind, haben nun das Bedürfnis für zwei zu essen. Jedoch haben Wissenschaftler festgestellt, dass selbst im zehnten Schwangerschaftsmonat, die werdende Mama nicht ansatzweise so viel mehr essen muss. Besonders wichtig ist es, zu beachten, dass Ihr Baby seine Vorlieben und Geschmackssinne bereits im Fruchtwasser schärft und Sie somit diese aktiv beeinflussen können. Außerdem sollte auf Lebensmittel, die für das ungeborene Kind schädlich sind, grundsätzlich verzichtet werden.

Wie auch beim Rauchen, dem Alkohol und den Drogen gilt beim Essen, alles, was dem ungeborenen Baby schaden könnte, soll dringend unterlassen werden. Hierzu zählen beispielsweise rohes Fleisch oder auch Thunfisch. Zu diesem Thema, der gesunden Ernährung, wie auch den Dingen, die Sie in der Schwangerschaft beachten müssen, erhalten Sie beim Erstgespräch von Ihrer Gynäkologin oder Ihrem Gynäkologen Infomaterial.

Heißhungerattacken sind in der Fünften bis achten Schwangerschaftswoche ganz normal. Doch ganz egal, ob Sie Heißhungerattacken verspüren, weil Sie das Gefühl haben Sie müssten für zwei essen, oder ob Sie Heißhungerattacken haben die hormonell bedingt sind, so oder so gilt: Sie müssen nicht komplett auf alles verzichten. Sie dürfen ab und zu Ihren Gelüsten nachgeben. Im Verlauf der Schwangerschaft wird regelmäßig das Gewicht der Mutter kontrolliert. Sollte es hierbei zu einer besonders starken Zunahme kommen, die außerhalb des grünen Bereiches liegt, wird Ihre Frauenärztin/Ihr Frauenarzt Sie darauf ansprechen.

Nun kommen wir zum zweiten Thema, der Müdigkeit. Nicht selten kommt es vor, dass in dieser Phase der Schwangerschaft eine enorme Müdigkeit vorliegt. Tendenziell ist diese auch unabhängig davon, wie lange die Schwangere nachts geschlafen hat. Es ist oft eher ein allgemeines Abgeschlagenheitsgefühl. Man fühlt sich gerädert, müde, abgeschlagen und einfach alles andere als fit. Doch bedenken Sie, dass Ihr Körper gerade einiges zu tun hat. Gönnen Sie sich öfter Ruhe. Statt mit Freunden an einer Shopping-Tour teilzunehmen, können Sie beispielsweise auf der Couch unter der kuschligen Decke liegen und ein Buch lesen. Dass ausreichend Schlaf während und auch außerhalb einer Schwangerschaft gesund ist, wissen die meisten. Was viele jedoch nicht Wissen, ist, dass Sie in der Schwangerschaft Ihren Körper tatsächlich direkt positiv beeinflussen können, wenn Sie öfter zur Ruhe kommen und nachts um die 8 Stunden schlafen.

Widmen wir uns nun dem dritten Punkt, dem Gefühlschaos.

Insofern Sie von der Schwangerschaft Kenntnis haben, kann es zum Gefühlschaos kommen. Hierbei kommen viele Fragen, Ängste oder auch Sorgen zum Vorschein, gepaart mit Aufregung, Vorfreude und Neugier. Dies kann insgesamt dazu führen, dass die Schwangere selbst sich in einem absoluten Gefühlschaos befindet. Zusätzlichen kommen hormonelle Prozesse im Körper dazu, die dieses Gefühlschaos ebenfalls noch beeinflussen.

Nehmen Sie sich die Zeit, die Sie benötigen. Nehmen Sie sich die Gesprächspartner, die Sie für sinnvoll erachten. Lassen Sie sich Zeit, die Schwangerschaft auf sich wirken zu lassen. Nach und nach werden sich Ihre Gefühle sortieren und Sie können beginnen, die Schwangerschaft in vollen Zügen zu genießen.

DAS ERSTE TRIMESTER GEHT ZU ENDE (WOCHE 9-12)

Warum heißt ab der 9. Woche der Embryo auf einmal Fötus?

In den ersten 8 Wochen einer Schwangerschaft erfolgt die sogenannte Organogenese. In dieser Zeit werden die Organe des ungeborenen Wunders angelegt. Diese Phase ist nach der 8. Schwangerschaftswoche vorbei und die Fotogenese beginnt.

In der Organogenese heißt das ungeborene Wunder Embryo. Ab dem Fotogenesebeginn (ab der 9. Schwangerschaftswoche ca.) wird es dann bis zur Geburt Fötus genannt.

Das Wort „Fötus" leitet man aus dem italienischen Wort „Fetus" ab. Im Italienischen heißt das Wort „Fetus" so viel wie „Leibesfrucht".

Der anstehende Vorsorgetermin in der 9. bis 12. Schwangerschaftswoche:

In der neunten bis zwölften Schwangerschaftswoche findet, wie bereits oben beschrieben, eine erneute Vorsorgeuntersuchung statt. Hierbei wird erneut eine Urinkontrolle durchgeführt, das Gewicht der Mutter kontrolliert und auch Blutdruck gemessen. Dann findet ein vaginaler Ultraschall statt. Hierbei wird geschaut, ob es sich um ein Baby oder um mehrere Babys handelt. Außerdem wird geschaut, ob eine altersgerechte Entwicklung vorliegt.

Optional kann entschieden werden, ob in der Zeit von der 12. bis 14. Schwangerschaftswoche eine sogenannte Nackenfaltenmessung durchgeführt werden soll. Hierbei können eine Trisomie 21, ein Herzfehler oder sonstige genetische Defekte erkannt werden. Die Nackenfaltenmessung wird nicht von der Krankenkasse bezahlt. Außerdem sollte spätestens ab der zwölften Schwangerschaftswoche ein Gespräch mit Ihrem Arbeitgeber stattfinden, um diesen davon zu unterrichten, wann der errechnete Geburtstermin ist.

Wie entwickelt sich der Fötus in der 9. bis 12. Schwangerschaftswoche?

Ab der neunten Schwangerschaftswoche ist Ihr Fötus circa 2 cm lang. In einem Ultraschallbild kann man zwischen den Armen und Händen die Handgelenke sehen. Außerdem sind nun auch Bewegungen des Fötus im Ultraschall sichtbar. Ein besonderes Hauptaugenmerk wird in der neunten Schwangerschaftswoche auf die Entstehung des Gehirns gelegt. Erst ab der neunten Schwangerschaftswoche werden die Schädelknochen gebildet, bis dato war das Gehirn ungeschützt. Die Leber Ihres Kindes fängt nun an, Blut zu produzieren. Hierfür war vorher der Dottersack zuständig.

In der zehnten Schwangerschaftswoche wiegt Ihr Kind circa 4,5 Gramm und ist etwa 2,8 cm groß. Da im Bauch der Mutter das Baby sich quasi von oben nach unten entwickelt, ist nun der Kopf am weitesten entwickelt. Die besonders gefährliche Phase der Entwicklung sowohl vom Gehirn als auch vom Herzen sind abgeschlossen. In der zehnten Schwangerschaftswoche wachsen Ihrem Baby die Ohren und auch die Nasenspitze.

In der elften Schwangerschaftswoche ist das Baby circa 3,7 cm groß und wiegt etwa 11,3 Gramm.

Die Augenlider Ihres Kindes sind nun vollständig vorhanden und fest geschlossen. Ungefähr um den sechsten Schwangerschaftsmonat herum, wird Ihr Baby die Augen das erste Mal öffnen. Außerdem ist der Fötus nun in der Lage, die Hand zu einer Faust zusammenzuballen. Zusätzlich kann das Baby ab der elften Schwangerschaftswoche schlucken und sich gezielt bewegen.

In der zwölften Schwangerschaftswoche hat der Fötus eine Größe von etwa 5,2 cm, bei einem Gewicht von circa 15 Gramm, erreicht. Ab der zwölften Schwangerschaftswoche kann das Kind durch einen ausgebildeten Schluckreflex Fruchtwasser trinken und der Fötus ist bereits jetzt in der Lage, aktiv am Daumen zu lutschen. Bis zur zwölften Schwangerschaftswoche ernährt sich der Fötus in erster Linie über den Dottersack. Ab der zwölften Schwangerschaftswoche jedoch ändert sich dies. Nun erfolgen die Aufnahme von Sauerstoff und die Nahrungsversorgung über die Plazenta. Zudem ist das Baby jetzt in der Lage Urin über die Blase auszuscheiden.

Eine wichtige Phase neigt sich dem Ende

Das erste Trimester ist besonders wichtig. Statistisch gesehen, kommt es im ersten Trimester zu den meisten ungewollten Schwangerschaftsabbrüchen/Fehlgeburten. Auch ernsthafte Erkrankungen und/oder Fehlbildungen entstehen häufig im ersten Trimester. Oft entscheiden sich daher Schwangere, erst nach den so entscheidenden drei Monaten der Schwangerschaft ihrem gesamten Umfeld davon zu erzählen. Außerdem ist das erste Trimester auch besonders wichtig für Ihr Baby. In dieser Zeit bilden sich aus wenigen Zellen die so wichtigen Anlagen und somit ein richtiges Baby.

Nach Abschluss des ersten Trimesters, ist (wie oben beschrieben) Ihr Kind bereits in der Lage am Daumen zu nuckeln. Außerdem hat das kleine Wesen in Ihnen bereits ein richtiges Gesicht. In der Phase des ersten Trimesters kann einfach unglaublich viel passieren. Dadurch, dass in dieser Zeit das „Grundgerüst“ Ihres Babys gebaut wird, kann es bei den jeweiligen Entwicklungsprozessen zu einer Vielzahl an Fehlern und somit zu einer Vielzahl an Erkrankungen kommen. Deshalb sind alle schwangeren Frauen besonders froh, wenn diese wichtige und besonders emotionale Phase der ersten drei Monate hinter ihnen liegt. Hinzu kommt, dass es eine Vielzahl an schwangeren Frauen gibt, die in den ersten drei Monaten der Schwangerschaft unter enormer Übelkeit und an Erbrechen leiden. In den meisten Fällen erledigt sich dieses Problem ebenfalls nach dem ersten Trimester.

Allerdings darf hier nicht unerwähnt bleiben, dass nicht jede Schwangere unter Übelkeit und/oder Erbrechen leidet. Außerdem ist natürlich auch nicht jede Übelkeit- und Brechphase nach dem ersten Trimester vorbei. Hierbei handelt es sich eher um Durchschnittsaussagen. Alles in allem lässt sich festhalten, dass die ersten drei Monate einer Schwangerschaft sehr entscheidend sind und daher jede schwangere Frau glücklich ist, wenn sie diese Phase zusammen mit ihrem Baby gesund überstanden hat.

Die Suche nach der Hebamme beginnt

Die Frage, ob eine schwangere Frau eine Hebamme möchte oder nicht, muss sich jede selbst beantworten. Erfahrungswerte zeigen, dass Frauen, die zum ersten Mal schwanger sind, sich vermehrt dazu entscheiden eine Hebamme zu engagieren, wobei Frauen, die wiederholt schwanger sind, sich öfter gegen eine Hebamme entscheiden. Die Hintergründe hierfür sind individuell und vielfältig. Als Hauptgrund wird meistens von den Frauen, die das erste Mal schwanger sind, genannt, dass sie sich einfach sicherer und aufgehobener fühlen, wenn sie aus dem Krankenhaus mit ihrem Baby kommen und sie nicht für jede Frage zum Kinderarzt laufen müssen, da die Hebamme regelmäßig zu Besuch kommt.

Als Hauptgrund, warum Frauen, die wiederholt schwanger sind, auf eine Hebamme verzichten, ist die erworbene Erfahrung. Eine Hebamme muss einer Mutter, die bereits ein oder mehrere Kinder hat, natürlich nicht mehr erklären wie es einfacher mit dem Stillen klappt oder wie man ein Neugeborenes badet.

Hat man sich dazu entschieden, eine Hebammenbetreuung in Anspruch zu nehmen, sollten Sie sich nicht erst im 9. Monat auf die Suche begeben. Hebammen sind rar und haben viel zu tun. Außerdem haben Hebammen nur eine begrenze Anzahl an Patientinnen, die sie in einem bestimmten Zeitraum nach der Geburt betreuen können.

Immerhin kann die Hebamme nicht am selben Tag zu 30 Frauen fahren und diese vor Ort betreuen. Gerade eine Hebamme in Ihrer Nähe zu finden, die um den errechneten Geburtstermin auch ausreichend Zeit für Sie hat, ist, je nachdem wo Sie leben, nicht ganz so einfach.

Nach dem ersten Trimester ist der optimale Zeitpunkt gekommen, um mit der Hebammensuche zu beginnen, wenn Sie eine Hebammenbetreuung wünschen.

Als Erstes beginnt hier meist die Internetrecherche. Auf der Seite www.hebammensuche.de können Sie Ihre Postleitzahl eingeben. Anschließend wird Ihnen eine Liste mit Hebammen in Ihrer Nähe angezeigt. Wenn Sie nun auf den Namen einer Hebamme klicken, öffnet sich eine Art Profil. Hier wird angezeigt, was die Hebamme anbietet. Diese Leistungen können unter Umständen stark variieren. Beispielsweise gibt es Hebammen, die eine Stillberatung anbieten und wiederum andere die einen Rückbildungskurs anbieten. Wenn Sie jetzt, um in diesem Beispiel zu bleiben, eine Hebamme suchen, die beides anbietet, schauen Sie einfach durch die unterschiedlichen Profile der Hebammen und wählen dann Ihre TOP 3.

Nun schreiben Sie sich am besten von Ihren ausgewählten drei Hebammen die Telefonnummer auf. Diese ist ebenfalls im Profil hinterlegt. Als Erstes sollten Sie natürlich Ihren Favoriten anrufen. Denn wenn diese um den errechneten Geburtstermin Zeit für Sie hat, haben Sie Ihre perfekte Hebamme bereits gefunden. Sollte Ihre Favoritin jedoch keine Kapazität mehr frei haben, rufen Sie einfach bei Ihrer 2. Favoritin an usw.

Wenn Sie nun mit Ihrer ausgewählten Favoritin telefonieren, wird Sie Ihnen zwei Fragen ganz sicher stellen. Das wäre als Erstes der errechnete Geburtstermin, da sie dann in ihrem Terminkalender direkt nachschaut, ob Kapazitäten frei sind. Und als Zweites wird Ihnen die Frage gestellt werden, ob Sie bereits während der Schwangerschaft eine gezielte Betreuung und Vorsorgeuntersuchungen durch die Hebamme in Anspruch nehmen möchten, oder ob Sie lieber nur eine Betreuung nach der Geburt wünschen. Ein paar Hebammenleistungen werden von der Krankenkasse übernommen. Nachfolgend listen wir Ihnen die unterschiedlichen Punkte, die Ihre Krankenkasse übernimmt, auf.

Während der Schwangerschaft:

->Telefonische Beratungen (bis zu zwölfmal).

->Beratungen vor Ort (bei Ihnen zu Hause).

->Geburtsvorbereitung (nur auf ärztliche Anordnung einzeln möglich), ansonsten durch die Krankenkasse finanziert, innerhalb einer Gruppe.

->Hilfestellungen bei Beschwerden innerhalb der Schwangerschaft oder bei einer Vorwehenproblematik.

->Auch Vorsorgeuntersuchungen inklusive Blutabnahme und auch CTG-Schreiben, werden von der Krankenkasse bezahlt. Grundsätzlich können alle Vorsorgeuntersuchungen anstelle durch die Frauenärztin/den Frauenarzt, durch eine Hebamme vorgenommen werden. Als einzige Ausnahme gelten hier die Ultraschalluntersuchungen. Hierfür muss die Frauenärztin/der Frauenarzt aufgesucht werden. Ebenfalls ist es möglich, die Vorsorgeuntersuchungen 50/50 zwischen der Gynäkologin/dem Gynäkologen und der Hebamme aufzuteilen.

Geburt:

->Zu den Leistungen einiger Hebammen zählen die Geburtshilfen in einer Klinik. Diese Leistung bieten jedoch nur ganz wenige Hebammen an. Sollten Sie hierauf ein besonderes Augenmerk legen, müssen Sie dies bei Ihrer Suche nach der richtigen Hebamme berücksichtigen.

->Hausgeburtsbetreuung

->Hilfestellung bei und nach einer Fehlgeburt.

Wochenbett:

-> Bei der Wochenbettbetreuung, handelt es sich vor allem um die Beratung in den Bereichen der Ernährung, der Babypflege und dem Stillen. Natürlich können Sie der Hebamme auch zu anderen Themen rund um das Neugeborene Fragen stellen.

Wie oft kommt die Hebamme zu mir?

Anspruch haben Sie nach der Geburt in den ersten zehn Tagen auf eine tägliche Betreuung durch Ihre Hebamme, bis zu zweimal am Tag. Danach haben Sie Anspruch auf weitere 16 Hausbesuche oder, auf Ihren Wunsch hin, auch auf telefonische Beratungen.

Rückbildungskurse und Stillberatungen:

Die Krankenkasse übernimmt einen Rückbildungsgymnastikkurs in der Regel, wenn dessen Dauer 10 Stunden umfasst, der innerhalb einer Gruppe stattfindet und von einem anerkannten Anbieter stammt und dieser Kurs spätestens neun Monate nach der Geburt erfolgreich beendet ist.

Stillen und Ernährung sind sehr wichtige Themen, gerade in den ersten Lebenswochen Ihres Babys. Sie haben Anspruch auf acht Beratungen, wenn Sie Probleme bei der Ernährung oder dem Stillen feststellen. Eine so geartete Beratung kann acht Wochen nach der Geburt frühestens erfolgen und endet spätestens mit dem Ende der Abstillphase. Handelt es sich jedoch nicht um Stillschwierigkeiten, sondern um eine Ernährungsproblematik, haben Sie Anspruch bis zum neunten Lebensmonat Ihres Kindes sowohl telefonisch als auch vor Ort (bei Ihnen zu Hause) Beratungen wahrzunehmen.

Setzen Sie sich aktiv mit der Suche nach der richtigen Hebamme auseinander. Es lohnt sich.

DER VIERTE MONAT (WOCHE 13-16)

Wie entwickelt sich der Fötus in der 13. bis 16. Schwangerschaftswoche?

In der 13. Schwangerschaftswoche hat das Baby ein Gewicht von circa 20 Gramm, bei einer Größe von ca. 6,5 cm erreicht. In der 13. Schwangerschaftswoche nimmt der Körper an Wachstum zu und gleicht sich der Größe des Kopfes etwas an. Nun kommt es zur Verknöcherung der Gehörknöchel des Babys. Ab jetzt kann das Baby zum ersten Mal Geräusche hören.

In der 14. Schwangerschaftswoche hat Ihr Baby eine Größe von etwa 7,8 cm und ein Gewicht von ungefähr 31 Gramm erreicht. Zu diesem Zeitpunkt sind sowohl der Körper als auch alle inneren Organe und Gliedmaßen Ihres Babys ausgebildet. Die Wachstumsgeschwindigkeit des Kopfes verringert sich nun, sodass annähernd die endgültige Proportion sichtbar wird.

Das Gesicht ist in einem Ultraschallbild klar zu erkennen und sowohl Augen, Mund, Nase als auch der Nacken sind deutlich voneinander zu differenzieren. Ihr Baby ist nun in der Lage, aktiv das Gesicht zu bewegen, Grimassen zu schneiden, die Stirn zu runzeln und dank dem Saugreflex auch an seinem Daumen zu nuckeln. Wenn Sie Glück haben und das Kind in einer optimalen Lage liegt, kann ab der 14. Schwangerschaftswoche per Ultraschall das Geschlecht bestimmt werden. Ihr Baby trinkt nun das Fruchtwasser und scheidet dieses auch wieder aus. Ihr Körper wechselt circa alle 3 Stunden das Fruchtwasser komplett aus, sodass Ihr Baby dieses wieder erneut trinken kann.

In der 15. Schwangerschaftswoche ist Ihr Baby ungefähr 9 cm groß und hat ein Gewicht von etwa 60 Gramm erlangt. Ab der 15. Schwangerschaftswoche wird nicht mehr nur in der Scheitel-Steiß-Höhe gemessen, sondern es kommt jetzt auch auf den BPD (Biparetalen Durchmesser) an. Hierbei wird der Durchmesser des Kopfes bestimmt und somit untersucht, ob die Entwicklung altersgemäß ist. In der 15. Schwangerschaftswoche liegt der BPD bei circa 30 mm. In der 15. Schwangerschaftswoche ist bei guter Lage, bei einem Jungen der Penis erkennbar. Bei einem Mädchen hingegen, sind die Schamlippen noch kaum entwickelt und bei nicht direkter und optimaler Lage im Ultraschallbild schlecht zu erkennen.

In der 16. Schwangerschaftswoche hat Ihr Kind in etwa eine Größe von 10,2 cm erreicht, bei einem Gewicht von circa 90 Gramm. In dieser Phase trainiert Ihr Baby besonders die Lungenfunktion. Hierfür atmet Ihr Kind Fruchtwasser ein und stößt es danach wieder aus. In der 16. Schwangerschaftswoche ist außerdem die Schilddrüse fertig entwickelt und nimmt ihre Arbeit auf.

Auf einmal ist alles anders

Oft erfolgt ein richtiges „realisieren“ der Schwangerschaft im vierten Schwangerschaftsmonat. Besonders bei Paaren, die sich entschieden haben, erst nach den ersten 3 Monaten ihrem Umfeld von der Schwangerschaft zu berichten, trifft diese Phase besonders. Auf der Arbeit wird sich für Sie, nach dem Sie Ihre Schwangerschaft bekannt gemacht haben, unter Umständen einiges ändern. Tätigkeiten, die in der Schwangerschaft für Sie oder für Ihr ungeborenes Baby Gefahren bergen, können und dürfen Sie nicht mehr ausüben.

Dies kann dazu führen, dass Sie ggf. Ihren Arbeitsplatz innerhalb des Betriebes räumen müssen und versetzt werden. Außerdem werden Arbeitskollegen sowie Ihr Chef, Sie höchstwahrscheinlich anders behandeln als vorher. Viele Schwangere berichten hier von den bekannten Samthandschuhen, mit denen man angefasst und teilweise auch wie ein rohes Ei behandelt wird. Auf der anderen Seite gibt es aber auch die Arbeitskollegen, die an Ihnen ihre schlechte Laune rauslassen.

„Natürlich ist eine Schwangerschaft keine Krankheit, also stell dich nicht so an und erledige deinen Job genauso wie vorher, damit du uns nicht noch mehr Arbeit machst", sind Sätze, mit denen viele direkt oder hinter dem Rücken zu tun haben. Lassen Sie dies nicht an sich heran. Auch wenn Sie sich aktuell in einer schwierigen hormonellen Lage befinden, versuchen Sie, auf der Arbeit einen kühlen Kopf zu bewahren. Es gibt nicht umsonst Vorschriften, die besagen, dass eine Schwangere am Arbeitsplatz entlastet werden soll und nur noch „ungefährlichen" Tätigkeiten nachgehen darf.

Ob und inwieweit Ihre Arbeitskollegen das schlecht finden, da für sie mehr Arbeit entstehen kann, muss und sollte Ihnen am Allerwertesten vorbeigehen. Üben Sie sich in Einklang mit sich und Ihrem Baby. Am Ende des Tages ist niemand glücklich, wenn Sie sich oder Ihr ungeborenes Baby in Gefahr bringen, nur um Ihren Arbeitskollegen oder Ihrem Chef nicht zur Last zu fallen. Denken Sie an Ihr Baby und an sich selbst!

Ein besonderes Thema wird in dieser Phase der Schwangerschaft die Vergesslichkeit. Mit einer Schwangerschaft setzt bei den meisten Frauen auch eine enorme Vergesslichkeit ein, die auch nach der Geburt meist nicht mehr ganz verschwinden mag. Auch wenn Sie in dieser Phase vielleicht das Gefühl haben, ständig etwas zu vergessen oder Ihre Prioritäten falsch zu setzten, nehmen Sie die Zügel in die Hand. Sie müssen sich nicht Ihrem Schicksal ergeben. Schreiben Sie sich kleine Notizen und To-do Listen. Am besten legen Sie diese auch immer an dieselbe Stelle, damit Sie nicht erst stundenlang Ihre Zettel suchen müssen, bevor Sie mit dem Abarbeiten der To-do Liste anfangen können, sicher ist sicher!

Mit wachsendem Bauch kommen jetzt in dieser Phase öfters Gedanken in den Kopf, wie man Schwangerschaftsstreifen vorbeugen kann. Erst mal muss gesagt werden, dass es grundsätzlich nicht in Ihrer Hand liegt, ob Sie Schwangerschaftsstreifen erhalten werden oder nicht. Hier spielen vor allem die Genetik und die Elastizität des Bindegewebes eine entscheidende Rolle. Jedoch kann vorbeugend einiges getan werden.

Hierfür gibt es unterschiedliche Schwangerschaftscremes, die mit einer dazugehörigen Massage regelmäßig aufgetragen werden sollen. Hierdurch wird die Haut etwas elastischer, aber auch diese Methode kann nicht zu 100 % verhindern, dass Sie Schwangerschaftsstreifen erhalten. „Da steckt man leider einfach nicht drin" ist hierbei ein sehr passender Satz. Mehr als Vorbeugen können Sie leider nicht tun. Machen Sie sich dennoch nicht verrückt. Auch wenn Dehnungsstreifen nicht ganz weggehen, verblassen Sie deutlich mit der Zeit.

Außerdem sind diese Narben auf Ihrer Haut ein Zeichen dafür, dass Sie einen Menschen 10 Lunarmonate unter Ihrem Herzen getragen und auf die Welt gebracht haben. Sorgen und Ängste sind in dieser Phase dennoch ganz normal.

Darf ich hohe Absatzschuhe tragen? Muss ich meine Katze abgeben? Und darf ich meinen Morgenkaffee eigentlich weiterhin trinken?

Es gibt Fragen über Fragen, die sich schwangere Frauen tagtäglich stellen.

Antworten im kurzen Überblick (nur damit diese Fragen nicht unbeantwortet bleiben):

-> Auf die ganz hohen Hacken sollten Sie in der Schwangerschaft, wenn möglich, tatsächlich lieber verzichten.

-> Nein, Sie müssen natürlich kein Haustier abgeben, auch die Katze nicht. Die Katze ist zwar das einzige Haustier, das eine Krankheit übertragen kann, die gefährlich für Ihr ungeborenes Kind sein könnte (Toxoplasmose). Hierfür gibt es aber spezielle Blutuntersuchungen. Wichtig ist nur, dass wenn Sie eine Katze als Haustier halten, oder öfter mit Katzen Kontakt haben, Sie dies Ihrer Frauenärztin/Ihrem Frauenarzt mitteilen. Damit Ihre Gynäkologin oder Ihr Gynäkologe einen dementsprechenden Toxoplasmosetest in die Wege leiten kann. Hygiene ist bei Haustieren aller Art sehr wichtig.

-> Studien haben bewiesen, dass es sowohl bei dem Gewicht als auch der Frühgeborenenstatistik keine signifikanten Unterschiede gibt, zwischen Schwangeren, die morgens einen Kaffee getrunken haben, und jenen, die auf Koffein gänzlich verzichtet haben. Ein Kaffee morgens stellt demnach kein Problem dar. Allerdings sollten Sie den Kaffeekonsum nicht übertreiben und es im besten Fall bei einer Tasse belassen.

Unsicherheiten stehen in dieser Phase ganz fest im Schwangerschaftsplan und sind als „normal“ zu verbuchen. Versuchen Sie, sich nicht all zu verrückt zu machen. Es liegt noch eine lange, spannende Reise vor Ihnen, die Sie bestenfalls genießen sollten.

Der anstehende Vorsorgetermin in der 14. bis 18. Schwangerschaftswoche:

In der 14. bis 18. Schwangerschaftswoche steht, wie oben bereits beschrieben, erneut eine Vorsorgeuntersuchung an. Hierbei werden von der Schwangeren wieder der Urin und der Hämoglobinwert gemessen, sowie der Blutdruck kontrolliert und die Schwangere wird wieder auf die Waage gestellt, um das Gewicht zu kontrollieren. Gegebenenfalls wird bei dieser Ultraschalluntersuchung festgestellt, um welches Geschlecht es sich handelt. Hierbei ist es je nach Lage des Kindes aber völlig unterschiedlich, ob das Geschlecht bereits bei diesem Ultraschall oder erst beim nächsten Ultraschalltermin festgestellt werden kann.

Um die 14. bis 18. Schwangerschaftswoche herum, besteht die Möglichkeit, eine Fruchtwasseruntersuchung stattfinden zu lassen. Hierbei wird mit einer kleinen dünnen Kanüle, durch die Bauchdecke hindurch, eine Fruchtwasserprobe entnommen. Diese Fruchtwasserprobe wird dann auf unterschiedliche Erbkrankheiten getestet, wie beispielsweise auf eine chromosomale Störung oder eine Bluterkrankheit. Die Genauigkeit bei der Fruchtwasseruntersuchung liegt bei 99,9 %, birgt aber enorme Risiken. Es kann zu einem vorzeitigen Blasensprung, einer Fehlgeburt, Blutungen, Kontraktionen der Gebärmutter, Infektionen und auch zu einer Verletzung des ungeborenen Kindes kommen.

Sollte außerdem kein genauer Verdacht bestehen, der eine Fruchtwasseruntersuchung dringend erforderlich macht, trägt die Kosten für eine Fruchtwasseruntersuchung die Schwangere in der Regel selbst. Grundsätzlich muss bei einer Fruchtwasseruntersuchung der Nutzen der Untersuchung dem Risiko überwiegen.

Zur besseren Veranschaulichung des Nutzen-/Risikofaktors haben wir folgendes Beispiel für Sie: Wir haben eine schwangere Patientin. Diese ist 35 Jahre alt und möchte gerne eine Fruchtwasseruntersuchung durchführen lassen, da Sie gerne feststellen möchte, ob Ihr Kind am Down-Syndrom erkrankt ist. Bei einem Eingriff mittels Punktiernadel kommt es bei ca. 200 Frauen (0,5 %) zu einer Fehlgeburt. Jedoch hat statistisch gesehen von 350 ungeborenen Kindern nur ein einziges das Down-Syndrom. Somit ist das Risiko eine Fehlgeburt erleiden zu müssen durch eine

Fruchtwasseruntersuchung anderthalbmal höher als die Wahrscheinlichkeit, dass Ihr Kind an einem Down-Syndrom leiden könnte.

Deshalb sollten Schwangere, gemeinsam mit ihrem Partner und der Ärztin/dem Arzt, genau eruieren, ob der Nutzen der Untersuchung dem Risiko deutlich überwiegt.

In unserem Beispiel ist das Risiko der Fehlgeburt höher als der Nutzen (die Information, ob das Kind gesund ist oder am Down-Syndrom leidet).

DER FÜNFTE MONAT (WOCHE 17 - 20)

Wie entwickelt sich der Fötus in der 17. bis 20. Schwangerschaftswoche?

In der 17. Schwangerschaftswoche ist Ihr Kind circa 11,2 cm groß, bei einem Gewicht von etwa 110 Gramm. In der 17. Schwangerschaftswoche ist es nicht unüblich, dass nach einer Messung des Brustumfangs, Kopfumfangs und nach dem Nachmessen der Oberschenkelknochen eine Korrektur des errechneten Geburtstermins stattfindet.

Um das Rückenmark und die dazugehörigen Nervenzellen entsteht ab der 17. Schwangerschaftswoche eine schützende Substanz. Auch die Ohren Ihres Babys befinden sich nun fast an der endgültigen Position. Außerdem ist ab der 17. Schwangerschaftswoche eine enorme Bewegungskoordination vorhanden. Das weist darauf hin, dass sowohl das Gehirn Ihres Babys als auch die dazugehörigen Nervenbahnen miteinander koordinieren und weiter reifen.

In der 18. Schwangerschaftswoche wiegt Ihr Kind circa 150 Gramm, bei einer Größe von ungefähr 13 cm. Ab jetzt ist Ihr Baby zum ersten Mal genauso groß wie die Plazenta (der Mutterkuchen).

Wenn Sie mit einem kleinen Mädchen schwanger sind, sind in der 18. Schwangerschaftswoche sowohl die Vagina als auch die Eierstöcke und die Gebärmutter an ihrem endgültigen Platz angekommen.

In der 19. Schwangerschaftswoche hat Ihr Kind in etwa eine Größe von 19 cm bei einem Gewicht von circa 210 Gramm erreicht. Ab der 19. Schwangerschaftswoche spätestens, sind die Geschlechtsorgane vollständig entwickelt. Besonders die Hirnregion, die für alle Sinneswahrnehmungen zuständig ist, wie beispielsweise sehen, riechen, hören, schmecken und fühlen, befindet sich in der 19. Schwangerschaftswoche in einer entscheidenden Entwicklungsphase. Außerdem nehmen sowohl die Leber als auch die Milz ihre Arbeit auf. Nun fängt es langsam an, dass Ihr Baby sein eigenes Immunsystem entwickelt.

In der 20. Schwangerschaftswoche hat Ihr Kind etwa eine Größe von 23 cm erreicht und wiegt circa 300 Gramm. Mit der 20. Schwangerschaftswoche sind die Entwicklungen der Organe weit fortgeschritten. Ihr Baby ist nun in der Lage, sich zu recken und zu strecken, Purzelbäume zu schlagen und die Arme wie auch die Beine aktiv zu bewegen.

Einfach nur genießen

Im fünften Monat beginnt eine der schönsten Zeiten in der Schwangerschaft. Die meisten schwangeren Frauen fühlen sich fabelhaft und in ihrer Haut sehr wohl. Auch an den Gedanken, dass man in absehbarer Zeit nicht mehr mit seinem Partner zu zweit, sondern zu dritt ist, hat man sich schnell gewöhnt. Der Bauch wächst und man erhält viele Glückwünsche und Komplimente.

Außerdem sind Sie im fünften Monat noch in der Lage, sich relativ komplikationsfrei zu bewegen. Auch kleinere Sportaktivitäten bereiten Ihnen keine größeren Probleme. Es gibt sogar extra Schwangerschaftsübungen, die trotz oder gerade wegen der Schwangerschaft besonders gut ausgeübt werden können. Besonders empfehlenswerte Übungen finden Sie auf der Internetseite:

https://www.elterngeld.de/schwangerschaftsgymnastik/#gref

Hier stehen 15 gezielte Übungen mit den dazugehörigen Erklärungen im Fokus. Genießen Sie diese Zeit, in der Sie sich noch fit und beweglich fühlen. Je mehr der Bauch wächst, desto schneller verlieren Sie dieses Gefühl. Aber keine Angst, nach der Geburt erlangen Sie dieses Gefühl selbstverständlich zurück.

Besonders angenehm im fünften Schwangerschaftsmonat sind außerdem Massagen und Bäder.

Bei den Massagen sollten Sie den werdenden Papa im besten Fall bitten, Hand an den Nacken oder den Rücken zu legen. Denn die meisten Massagestudios nehmen keine schwangeren Patienten an. Außerdem ist auch noch darauf zu achten, dass Sie während der Massage nicht auf dem Bauch liegen. Setzen Sie sich stattdessen lieber bequem hin und genießen Sie die Massage in vollen Zügen. Außerdem sollten Sie zusätzlich vor der Massage mit Ihrem Partner die Stärke der Massage besprechen. Sollte Ihr Partner Ihren Rücken „zu fest" massieren und es kommt an irgendeiner Stelle des Körpers deshalb zu einer Schmerzempfindung, überträgt sich das auf das ungeborene Baby. Je mehr Sie sich entspannen können, desto mehr kann dies auch Ihr Baby tun.

Beim Baden ist (wie auch im nicht-schwangeren Zustand) darauf zu achten, in keinem Fall auszurutschen. Bei einem Badewannensturz (egal in welchem Schwangerschaftsmonat) kann es zu fatalen Folgen für Ihr ungeborenes Baby kommen. Als Gegenmaßnahme hierzu können Sie sich beispielsweise „Antirutsch"-Matten in die Badewanne legen. Diese sollen das direkte Ausrutschen in der Badewanne verhindern. Außerdem gibt es die Möglichkeit sich vor die Badewanne ein Handtuch zu legen. Dies kann das Risiko, mit nassen Füßen auf den Fliesen beim Aussteigen aus der Badewanne auszurutschen, enorm verringern. Grundsätzlich sind Sie im fünften Monat noch eine ganze Zeit lang alleine in der Lage zu baden. Jedoch ist es grundsätzlich nicht besonders empfehlenswert, dies zu tun. Dies ändert sich mit zunehmendem Bauchumfang stetig.

Je weiter die Schwangerschaft fortgeschritten ist, desto schwerer fällt es Ihnen, alleine in die Badewanne hinein- oder auch hinauszusteigen. Außerdem kann Ihnen in der Badewanne schwindlig werden und das in egal welchem Schwangerschaftsmonat. Sie sollten, sofern Sie die Möglichkeit haben, die Chance nutzen in der Badewanne zu entspannend. Hierauf zu verzichten aufgrund der Angst stürzen zu können, halte ich für nicht notwendig. Allerdings sind Sie immer auf der sicheren Seite, wenn Sie erst baden gehen, wenn jemand da ist, der Ihnen, wenn nötig, helfen kann. Auch hier gilt „Sicherheit geht vor".

Beste Reisezeit

Wie bereits oben beschrieben, ist der fünfte Schwangerschaftsmonat sehr gut dafür geeignet, aktiv zu sein. Die Schwangerschaft schreitet „stabil" voran und Sie fühlen sich immer noch sehr fit. Das Gefühl ein „besonders großes Handicap" mit sich rumtragen zu müssen, haben Sie noch nicht.

In dieser Zeit eignet sich noch ein kleiner Urlaub besonders gut. Generell gilt der fünfte Schwangerschaftsmonat, als der Monat der besten Reisezeit. Wenn möglich nutzen Sie noch mal die Chance, etwas Abstand zu gewinnen. Als Paar noch mal Zeit zu verbringen und Kraft zu tanken, besonders für das anstrengende letzte Trimester. Ein enormer Vorteil vom Verreisen im fünften Schwangerschaftsmonat ist außerdem, dass so gut wie jede Fluglinie Sie noch mitnimmt. Dies hört sich im ersten Moment vielleicht etwas witzig und makaber an, ist aber völlig ernst gemeint. Ab der 28. Schwangerschaftswoche verlangen die meistens Airlines ein ärztliches Attest darüber, dass davon auszugehen ist, dass das Kind sich noch nicht auf den Weg macht.

Ab der 36. Schwangerschaftswoche werden schwangere Frauen meistens gar nicht mehr mitgenommen. Beim Fliegen sollte darauf geachtet werden, dass die Schwangere genug Wasser zu sich nimmt. Außerdem sollte ein Platz am Gang gewählt werden, wo Beinfreiheit garantiert ist. Denn während eines Fluges, muss die Mutter die Möglichkeit haben, die Beine auch mal ausstrecken und anziehen zu können, um die Durchblutung in Schuss zu halten. Auch das Reisen mit dem PKW ist natürlich, genauso wie ein Flug auch, eine gute Möglichkeit im 5. Schwangerschaftsmonat noch mal zu verreisen. Besonders ängstlich sind viele hier, wenn es um den Gurt geht. Natürlich ist es eine reelle Gefahr, dass bei einer Vollbremsung der Gurt am Bauch der Mutter das Kind einquetschen kann. Jedoch kann für genau solche Fälle ein besonderes Beckengurtsystem angeschafft werden.

Diese erhalten Sie sowohl im Internet als auch in Babyfachgeschäften. Genießen Sie diese Zeit, egal ob Sie nur für ein Wochenende, für eine Woche oder auch für einen Monat an einen anderen Ort fahren. Lassen Sie es sich und Ihrem Partner im Urlaub noch mal so richtig gut gehen.

DER SECHSTE MONAT (WOCHE 21 - 24)

Der anstehende Vorsorgetermin in der 19. bis 23. Schwangerschaftswoche:

In der 19. bis 23. Schwangerschaftswoche findet eine erneute Vorsorgeuntersuchung statt. Hierbei werden wie gewohnt der Urin kontrolliert, der Blutdruck gemessen, der Hämoglobinwert überprüft, als auch das Gewicht der werdenden Mutter notiert. Dann findet das zweite Ultraschall-Screening statt, das sogenannte Organ-Screening. Hierbei wird das Baby auf sämtliche Fehlbildungen untersucht. Vor allem der Kopf, das Herz, der Magen, die Blase und der Rücken werden untersucht. Sollte es in diesem Ultraschall Auffälligkeiten geben, kann ein Feinultraschall durchgeführt werden.

Wie entwickelt sich der Fötus in der 21. bis 24. Schwangerschaftswoche?

In der 21. Schwangerschaftswoche hat Ihr Baby eine ungefähre Größe von 26 cm mit einem ungefähren Gewicht von 345 Gramm erreicht. Besonders erwähnenswert ist, dass Ihr Baby in der 21. Schwangerschaftswoche den Schlaf-Wach-Rhythmus gelernt hat. Besonders hilfreich hierbei ist das Verhalten der Mutter.

Geräusche, Stille, Helligkeit, Dunkelheit sowie auch die Aufnahme von Mahlzeiten und natürlich der Schlafrhythmus selbst, machen es Ihrem Baby leicht oder eben auch schwer, sich an den normalen Schlaf-Wach-Rhythmus zu halten. Hierbei ist es empfehlenswert, nachts in einer ruhigen Umgebung im Dunkeln zu schlafen, damit das Kind lernt, dass im Dunkeln nachts geschlafen wird. Hingegen sollte es tagsüber hell sein und nicht ganz geräuscharm, damit das Kind registriert, dass es tagsüber wach sein sollte. An diese Zeiten wird sich Ihr Baby aber nicht halten. Im Mutterleib sind die Babys meist nachtaktiv. Dennoch sollten Sie versuchen, einen ausgewogenen Schlaf-Wach-Rhythmus zu finden. In erster Linie ist es für Sie entspannend und in zweiter Linie kann Ihr Kind so an einen Rhythmus herangeführt werden, auch wenn dieser noch nicht synchron mit dem Rhythmus der Mutter verläuft.

In der 22. Schwangerschaftswoche hat Ihr Kind eine ungefähre Größe von 28 cm bei einem ungefähren Gewicht von 433 Gramm erreicht. Bis zur 22. Schwangerschaftswoche hat Ihr Kind demnach rasant an Größe gewonnen. Ab der 22. Schwangerschaftswoche jedoch verlangsamt sich das Wachstum, da der Fokus nun auf der Gewichtszunahme des Babys liegt. In Ihrem Bauch trainiert Ihr Baby nun den Tastsinn. Ihr Baby spielt mit der Nabelschnur, seinen Gliedmaßen und tastet mit seinen Händen beispielsweise seinen gesamten Körper, wie auch alle Merkmale des Gesichtes, ab.

In der 23. Schwangerschaftswoche hat Ihr Baby eine ungefähre Größe von 30 cm bei einem derzeitigen Gewicht von etwa 540 Gramm erreicht. Bereits jetzt ist Ihr Kind in der Lage, sich in Ihrem Bauch zu drehen. Wenn Ihr Baby dies tut, kann es gut sein, dass Sie dies bewusst wahrnehmen und es auch sichtbar für andere wird. Besonders wenn Ihr Baby Sie boxt oder tritt, ist dies durch Ihre Bauchdecke häufig sichtbar. Besonders wichtig zu erwähnen ist, dass Ihr Kind ab der 23. Schwangerschaftswoche die elterlichen Stimmen, sowie Geschichten und auch Musikstücke als Erinnerung abspeichern kann.

In der 24. Schwangerschaftswoche hat Ihr Kind eine ungefähre Größe von 30,5 cm erreicht und liegt bei einem ungefähren Gewicht von 660 Gramm. Das Hauptaugenmerk bei der 24. Schwangerschaftswoche liegt beim Fettzuwachs, wie auch beim Zuwachs von Muskelgewebe. Ihr Baby ist nun in der Lage, durch das Fruchtwasser gezielt Geschmacksunterschiede zu erkennen. Bitter, sauer, salzig, süß, all dies kennt Ihr Kind nun und kann es gut voneinander differenzieren.

Der Putz- und Nesttrieb setzt ein

Im sechsten Monat setzt bei den meisten Frauen der Putz- und Nesttrieb so richtig ein. Gerne können Sie in diesem Stadium auch schon die ersten Babyanschaffungen tätigen. Viele schwangere Frauen verzichten bewusst drauf, in den ersten Monaten der Schwangerschaft Babysachen einzukaufen. Hierbei steht oft die Angst im Vordergrund, dass dem Baby etwas passieren könnte und man dann zu Hause ein voll eingerichtetes Kinderzimmer stehen hat. Prinzipiell ist es auch empfehlenswert, in den ersten Monaten auf Anschaffungen zu verzichten. Doch je weiter die Schwangerschaft fortgeschritten ist, desto geringer wird das Risiko. Außerdem sollte das Kinderzimmer renoviert und fertiggestellt werden, solange Sie sich noch gut bewegen können. Daher bietet sich der 6. Schwangerschaftsmonat besonders an, um die ersten Dinge zu regeln.

In welches Zimmer soll das spätere Kinderzimmer kommen? Welche Wandfarbe wünschen wir uns? Soll es vielleicht ein gemaltes Kinderbild an einer Wandseite geben? Welches Babybett ist das richtige und welche Matratze die Beste? Kaufe ich den Kleiderschrank und die Wickelkommode einzeln oder das gesamte Kinderzimmer in einem Set? Wo gibt es die besten Angebote und welches Budget steht eigentlich zur Verfügung?

All diese Fragen überrennen Sie jetzt. Aber keine Angst, Sie haben noch genügend Zeit, einen Punkt nach dem anderen erst für sich zu klären und dann anzugehen. Empfehlenswert ist natürlich, dass das Kinderzimmer fertiggestellt ist, bevor das Kind auf die Welt kommt. Auch wenn das Kind die ersten Monate wahrscheinlich bei Ihnen im Schlafzimmer verbringen wird, steigert es zum einen Ihre Vorfreude aufs Baby, wenn Sie sich im Kinderzimmer austoben können und zum anderen nimmt es Ihnen viel Stress. Das Gefühl beispielsweise, dass die Wickelkommode noch nicht steht, man aber morgen mit dem Neugeborenen nach Hause fährt, kann ein unangenehmes Gefühl auslösen, auf das Sie gut verzichten können. Meine Tipps im Überblick:

-> Nicht zu früh Babysachen kaufen.

-> Gedanken können Sie sich zu jeder Zeit über das Kinderzimmer machen.

-> Der 6. Monat eignet sich ideal, um dem Putz- und Nesttrieb freien Lauf zu lassen.

-> Sie können jetzt anfangen, sich Preisinformationen über Möbel einzuholen.

-> Auch „Aus-/Aufräumarbeiten“ im zukünftigen Kinderzimmer können angegangen werden.

Wichtig zu beachten ist:

-> Übernehmen Sie sich nicht! Auch wenn Sie sich im 6. Schwangerschaftsmonat fit und motiviert fühlen, gibt es enorme Einschränkungen was Renovierungsarbeiten betrifft. Beispielsweise ist, wie Sie bereits wissen, schweres Heben oder langes Bücken absolut untersagt. Auch das Steigen auf eine Leiter sollten Sie lieber anderen überlassen.

-> Zum jetzigen Zeitpunkt sollten Sie sich lieber auf das Kinderzimmer als auf den Inhalt des Babykleiderschrankes konzentrieren. Die Zeit, in der Sie süße Babysachen shoppen können, wird bald kommen.

Zuhause oder im Krankenhaus entbinden?

Dies ist eine sehr spannende Frage. Prinzipiell gibt es folgende Möglichkeiten:

-> Die Entbindung im Krankenhaus
-> Die Entbindung zu Hause
-> Die Entbindung im Geburtshaus.

Jede schwangere Frau, muss diese Entscheidung gemeinsam mit ihrem Partner treffen. Für jeden einzelnen Punkt gibt es viele Vorteile wie auch Nachteile. Die Entscheidung, wo entbunden wird, muss je nach Bedürfnis individuell entschieden werden.

Schauen wir uns die einzelnen Möglichkeiten genauer an, damit Sie es leichter haben sich diese Frage zu beantworten, sofern das noch nicht geschehen ist.

Die Entbindung im Krankenhaus:

Die Geburt im Krankenhaus ist für viele Schwangere der sicherste Weg, da sowohl das Baby als auch die Mutter selbst, medizinisch in den besten Händen sind. Und gerade beim ersten Kind möchte man kein Risiko eingehen. Als erstes sollten Sie, sofern Sie im Krankenhaus entbinden möchten, sich informieren, in welcher Klinik Kreißsäle und eine Geburtsstation vorhanden sind. Dann ist es zusätzlich sehr empfehlenswert, das Krankenhaus zu besichtigen.

Hierfür bieten die Kliniken meistens Rundgänge durch den Kreißsaal und die Geburtsstation an. Hier verlieren die meisten die Angst vorm Kreißsaal. Wenn man nicht weiß, wie dieser aussieht, kann es schon mal vorkommen, dass die schwangere Frau sich Horrorszenarios vorstellt. Kreißsäle erstrahlen meist in einem hellen und freundlichen Farbton und sind alles andere als „weiß und lieblos“. Wenn Sie sich dazu entscheiden, Ihr Kind in einem Krankenhaus zu bekommen, empfehlen wir ganz klar einen Besichtigungstermin, um Ihnen die Anspannung vor dem „Neuen“ etwas zu nehmen. Außerdem können Sie bei diesem Rundgang auch immer Fragen stellen, die es Ihnen ermöglichen, der Geburt etwas entspannter entgegenzusehen.

Sobald die Wehen losgehen, kann Ihr Partner Sie direkt ins Krankenhaus Ihrer Wahl fahren. Im besten Fall haben Sie im Vorfeld vereinbart, wer Sie ins Krankenhaus fährt, falls die Wehen losgehen und Ihr Partner nicht in Reichweite ist. Sollten Sie niemanden haben, der Sie fahren kann, rufen Sie sich einen Krankenwagen. Dieser fährt Sie ebenfalls in Ihre Wunschklinik. Setzen Sie sich unter keinen Umständen selbst ans Steuer! Dies ist sowohl für Sie als auch für Ihr ungeborenes Kind und für alle Verkehrsteilnehmer sehr gefährlich.

Im Kreißsaal wird dann als erstes die Mutter untersucht, der Muttermund getastet und ein CTG geschrieben. Das CTG zeichnet auf, ob aktuell Wehen vorliegen. Nicht selten passiert es, dass werdende Mütter die sogenannten Vorwehen oder Senkwehen mit den Geburtswehen verwechseln. Sollte dies der Fall sein, wird die Hebamme Sie wieder nach Hause schicken. Aber keine Sorge, dies passiert täglich und ist kein Grund, sich zu schämen.

Haben Sie das Gefühl, es könnte jetzt losgehen, fahren Sie sicherheitshalber ins Krankenhaus. Sollte das CTG Geburtswehen erkennen, der Muttermund bereits etwas geöffnet sein, und/oder die Fruchtblase geplatzt sein, werden Sie in einen Kreißsaal gebracht. Hier sind Sie durchgehend in optimaler Betreuung. Die Hebammen arbeiten im Schichtdienst 24 Stunden am Tag, 365 Tage im Jahr. Egal ob Heilig Abend oder Silvester, Ihr Baby kann sich zu jeder Zeit und auch an jedem Feiertag auf den Weg machen. Der Kreißsaal ist durch Personal besetzt, da brauchen Sie sich keine Sorgen machen. Nach der Geburt erfolgt eine gründliche Untersuchung des Babys und sowohl die U1 als auch die U2 können direkt im Krankenhaus stattfinden. Das finden die meisten Frauen sehr praktisch, da Sie nicht so kurz nach der Geburt zu Ihrem Kinderarzt müssen. Außerdem ist das Kind im Krankenhaus optimal versorgt und sollte es irgendwelche Auffälligkeiten geben, können die Ärzte, diese sofort untersuchen und wenn nötig direkt behandeln.

Gerade für die erste Geburt ist, alleine schon aus medizinischen Gründen, eine Geburt im Krankenhaus empfehlenswert. Es gibt der Mutter Sicherheit und ein „Rundum-Paket". Sollte es beispielsweise zu Fragen mit dem Umgang des Kindes kommen oder zu Stillproblemen, sind erfahrene Hebammen direkt und rund um die Uhr vor Ort, um Ihnen weiter zu helfen.

Die Entbindung zu Hause:

Es ist nicht unüblich, dass schwangere Frauen Ihr Baby gern Zuhause bekommen möchten. Hierfür spricht natürlich die bekannte Umgebung. Man sagt, dass Frauen, die in einer bekannten Umgebung Ihr Kind zur Welt bringen, selbst entspannter sind beim Geburtshergang. Selbstverständlich ist es möglich, mit einer Hebamme, die eine Hausgeburt anbietet, das Baby zu Hause bei Ihnen auf die Welt zu bringen. Hierfür muss eine Reihe von Dingen im Vorfeld geregelt werden. Als Erstes müssen Sie hierfür mit Ihrer Hebamme besprechen, welche Utensilien (Handtücher und Ähnliches) Sie vorbereiten müssen.

Als Nächstes ist ein ganz wichtiger Punkt, wie es mit der Erreichbarkeit der Hebamme aussieht. Das Kind kann sich bekanntlich morgens um 6:00 Uhr, mittags um 12:00 Uhr oder nachts um 0:00 Uhr auf den Weg machen. Besprechen Sie mit Ihrer Hebamme, unter welcher Telefonnummer Sie am besten und 24 Stunden täglich zu erreichen ist. Außerdem kann es hilfreich sein, sich mit der Hebamme über den gesamten Geburtshergang zu unterhalten und auf Wunsch auch schon den Raum festzulegen. Ihrer Hebamme können Sie alle Fragen stellen, die Sie bewegen, um möglichst viel Angst vor der Geburt zu verlieren. Ein großer Vorteil an einer Hausgeburt ist, dass Sie sich nicht in einem Krankenhaus befinden.

Das bedeutet, dass das Packen der Kliniktasche entfällt und dass Sie sich nicht „entlassen“ müssen, oder auf die Entlassung warten müssen. Andererseits liegt hier keine gesicherte medizinische Versorgung vor. Sollte beim Geburtsvorgang etwas schief gehen (beispielsweise sich die Nabelschnur um den Hals des Babys wickeln), könnte Ihnen im Krankenhaus direkt geholfen werden. Zuhause muss erst der Notarzt gerufen werden, der Sie dann notfallmäßig in die nächste Klinik bringt. Hier verstreichen unter Umständen lebenswichtige Minuten. Es ist jeder schwangeren Frau natürlich freigestellt, wo sie ihr Kind entbinden möchte. Jedoch eignet sich meines Erachtens eine Entbindung zu Hause nicht unbedingt für die erste Geburt, sondern eher für Frauen, die bereits eine Geburt hinter sich haben und wissen, wie der ganze Prozess vonstattengeht.

Die Entbindung im Geburtshaus:

Die Möglichkeit im Geburtshaus zu entbinden gibt es vielerorts, allerdings bei Weitem nicht in jedem Dorf. Sollte dies eine Variante für Sie sein, informieren Sie sich erst, ob in Ihrer Nähe ein Geburtshaus ist. Ist das nächste Geburtshaus beispielsweise 50 Kilometer von Ihnen entfernt, fällt diese Möglichkeit aufgrund der Entfernung meist schon weg. Denn gerade, wenn die Wehen einsetzen, ist eine Autofahrt sehr schwierig für die Schwangere und die Gefahr, dass das Kind im Auto zur Welt kommt, ist dann sehr groß.

Sollten Sie ein Geburtshaus in Ihrer Nähe haben, ist es möglich, sich dort einen Termin zur Besichtigung geben zu lassen. Ähnlich wie im Krankenhaus selbst, ist es kein Problem sich vor Ort die Räumlichkeiten anzuschauen und Fragen zu stellen.

Zum Thema Geburtshaus gibt es meist zwei Meinungen. Für den einen Personenkreis ist es eine optimale Möglichkeit zu entbinden, ohne dafür im Krankenhaus zu liegen, aber auch ohne, dass man dies zu Hause erleben muss. Für den anderen Personenkreis fehlt auch im Geburtshaus die ärztliche Versorgung im Notfall, da hier meist nur Hebammen vor Ort sind. Ob ein Geburtshaus für Sie in Frage kommen könnte, können selbstverständlich nur Sie ganz alleine entscheiden.

DER SIEBTE MONAT (WOCHE 25 - 28)

Der anstehende Vorsorgetermin in der 24. bis 28. Schwangerschaftswoche:

In der 24. bis 28. Schwangerschaftswoche findet eine erneute Vorsorgeuntersuchung statt. Hierbei wird wieder der Blutdruck gemessen, der Urin getestet, der Hämoglobinwert überprüft und das Gewicht der werdenden Mutter notiert. Es findet jedoch kein Ultraschall statt. Außerdem erfolgt in dieser Zeit der Glukose-Toleranz-Test. Hiermit kann ein Schwangerschaftsdiabetes frühzeitig erkannt beziehungsweise ausgeschlossen werden.

Wie entwickelt sich der Fötus in der 25. bis 28. Schwangerschaftswoche?

In der 25. Schwangerschaftswoche hat Ihr Kind eine ungefähre Größe von 33 cm, bei einem ungefähren Gewicht von 750 Gramm erreicht. Besonders im Fokus der 25. Schwangerschaftswoche steht die Weiterentwicklung des Gleichgewichtssinns. Auf Umwelteinflüsse kann Ihr Kind gezielt reagieren. Beispielsweise wenn Licht direkt auf den Bauch scheint, kann Ihr Kind nun aktiv seinen Kopf zur anderen Seite drehen.

In der 26. Schwangerschaftswoche ist Ihr Kind circa 35 cm groß, bei einem ungefähren Gewicht von 800 Gramm. Nun ist Ihr Kind in der Lage Schmerzen wahrzunehmen und hierauf zu reagieren. Außerdem entstehen und perfektionieren sich immer mehr die Reflexe. Bereits bei der Geburt Ihres Babys verfügt dieses über 70 angeborene Reflexe. Ihr Baby hat außerdem jetzt die Augen geöffnet.

In der 27. Schwangerschaftswoche ist ihr Kind jetzt in etwa 36 cm groß, bei einem ungefähren Gewicht von 950 Gramm.

Auch wenn Ihr Kind aktuell wenig Platz im Bauch zu haben scheint, reicht dieser dennoch aus, um sich aktiv zu bewegen. Mal hat es das Köpfchen oben, mal unten. Im Moment ist Ihr Baby immer noch in der Lage, sich aktiv zu bewegen, zu drehen und auch Purzelbäume zu schlagen. Außerdem nimmt Ihr Baby jetzt Licht in einem warmen roten Farbton war.

In der 28. Schwangerschaftswoche hat Ihr Kind circa eine Größe von 37 cm, bei einem ungefähren Gewicht von 1050 Gramm erlangt. Die Organentwicklung gilt jetzt als fast abgeschlossen. Dennoch nehmen die Organe Ihres Babys bis zur Geburt noch an Länge wie auch an Gewicht zu. Die 28. Schwangerschaftswoche steht ganz im Zeichen der Lunge und des Immunsystems. Ihr Baby nimmt nun Ihre Antikörper aus Ihrem Blut über die Plazenta auf, und in der Lunge Ihres Babys bildet sich das Blutgefäßsystem weiter aus.

Kliniksuche / Geburtshaussuche

Ob Sie nun in einem Krankenhaus oder in einem Geburtshaus entbinden möchten, sollten Sie sich reiflich überlegen. Sprechen Sie hierfür mit Ihrem Partner, Freunden, Verwandten der Hebamme und Ihrer Ärztin/Ihrem Arzt. Lassen Sie sich beraten, wenn Sie noch unsicher sind. Und Sie können auch Besichtigungstermine vereinbaren. Einen Termin im Krankenhaus Ihrer Wahl und den anderen Termin im Geburtshaus Ihrer Wahl. So haben Sie die besten Vergleichschancen.

Der siebte Monat eignet sich hervorragend für die Suche, wo entbunden werden kann. Denn die Angst vor der Geburt steht im siebten Monat noch meist nicht so sehr im Fokus. Demnach können Sie ohne Druck die Sache angehen. Außerdem bieten viele Krankenhäuser oder auch Geburtshäuser einen Rundgang nur an einem ganz bestimmten Tag, zu einer ganz bestimmten Uhrzeit an und dieser Termin ist meist nur einmal im Monat. Wenn Sie also im 7. Schwangerschaftsmonat mit der Klinik oder Geburtshaussuche anfangen, bleiben Ihnen noch ca. 4 Termine, um eine endgültige

Entscheidung treffen zu können. Wir empfehlen natürlich diesen Rundgang mit Ihrem Partner vorzunehmen. Sollte dieser, an den jeweiligen Terminen nicht können (beispielsweise, weil der Termin immer in die Arbeitszeit fällt), ist es ratsam, sich einen Tag Urlaub hierfür zu nehmen.

Das Babyzimmer einrichten

Wenn Sie sich nun genügend Gedanken gemacht haben, welche Wandfarbe es sein soll, welche Möbel gekauft werden und wie insgesamt die Gestaltung des Kinderzimmers auszusehen hat, können Sie nun anfangen zu bestellen. Dies ist oft eine sehr spannende Zeit, da die Schwangerschaft mit Entstehung des Kinderzimmers noch ein stückweit greifbarer wird. Sie können nun in Babymärkte fahren oder sich online Ihr Traumkinderzimmer zusammenstellen und liefern lassen.

Zu den Babymärkten sei Folgendes gesagt: Es ist sehr inspirierend durch die fertigen Kinderzimmer zu gehen. Sollte es Ihnen also an Gestaltungsideen fehlen, ist der Gang in ein Babyeinrichtungshaus sinnvoller als eine online Bestellung. Doch was viele nicht wissen, ist, dass Sie das Kinderzimmer meist nicht mitnehmen können. Oft sind nur einzelne Teile (wie z. B. der Kleiderschrank verfügbar und der Rest muss erst bestellt werden. Ob Sie das Kinderzimmer oder im Internet oder im Babyeinrichtungshaus kaufen, müssen Sie sich leider meist in Geduld üben, bis dieses geliefert wird.

Anders sieht das natürlich mit der Wandfarbe aus. Sofern Sie den Raum ausgeräumt haben, kann mit dem Streichen begonnen werden. Dann können Sie beispielsweise die Wartezeit der Möbel noch damit überbrücken, einen Fußboden, einen Teppich oder Teppichläufer auszusuchen. Ist der Raum dann renoviert, sind die Möbel als Nächstes aufzubauen (natürlich und selbstredend nicht von Ihnen alleine). Sie können dabei sein, wenn die körperliche Arbeit Ihr Partner/die Familie oder von Freunden durchgeführt wird. Sie bleiben bitte bei leichten Tätigkeiten, die sowohl Sie als auch Ihr Kind nicht gefährden.

Schritt für Schritt entsteht so ein wunderschönes Kinderzimmer, an dem Sie sich erfreuen können, bis Ihr kleiner Bauchbewohner endlich auf der Welt ist.

Babyshopping

Am Ende des siebten Monats wird es Ihnen wahrscheinlich nicht mehr so einfach gelingen, an allen möglichen Babysachen vorbei zu gehen. In dieser Phase können Sie ganz beruhigt ein paar kleine Dinge kaufen. Angefangen bei einer Packung Windeln und Feuchttüchern, die in Ihrem Wickeltisch natürlich nicht fehlen dürfen, bis hin zu Schnullern und den ersten Babybodys. Sie sollten sich in dieser Phase jedoch nicht komplett mit Babykleidung eindecken. Bis zur Geburt sind es noch einige Wochen und wie dann die genaue Wetterlage aussieht, ist schwer abzuschätzen. Außerdem erhalten Sie im Vorfeld der Geburt und natürlich besonders danach, viele Babygeschenke, die oft auch aus Babykleidung bestehen. In den ersten zwei Lebensmonaten kann das Baby seine Temperatur noch nicht alleine regeln, daher muss das Kind stets warm eingepackt werden (im Sommer wie auch im Winter).

Natürlich ist hierbei darauf zu achten, dass das Baby nicht überhitzt. Dies können Sie mit einem Griff in den Nacken sehr einfach feststellen. Für die ersten beiden Monate reicht es aus, wenn Sie ein paar Babybodys besitzen (Kurzarm im Sommer oder Langarm im Winter, je nach Außentemperatur), sowie Strampler, ein paar Hosen, ein paar T-Shirts und ein paar Pullover, Socken und Strumpfhosen (abhängig von der Jahreszeit).

Besonders beliebt bei den Frauen, die zum ersten Mal schwanger sind, sind Babyschuhe. Hier lassen sich viele dazu verleiten, ein oder gleich mehrere Paare zu kaufen. Doch die Babys kommen auf die Welt und können weder Krabbeln noch laufen. Sie befinden sich meistens auf Ihrem Arm, wo Schuhe eher hinderlich sind. Außerdem sind die Füßchen warm geschützt im Strampler. Zusätzlich gibt es noch Strumpfhosen oder Socken, die Sie Ihrem Baby anziehen können. Schuhe für Neugeborene sind supersüß, aber auch total unnötig, da Sie diese Ihrem Kind im Alltag alleine schon aus praktischen Gründen, nicht anziehen werden.

In den ersten Monaten geht es einfach nur darum, das Baby bequem und temperaturgerecht anzuziehen.

Bedenken Sie bei Ihren Shoppingtouren: Was süß ist, muss nicht gleich praktisch sein und nur, weil man es kaufen kann, muss es noch lange keinen Sinn ergeben.

DER ACHTE MONAT (WOCHE 29 - 32)

Der anstehende Vorsorgetermin in der 29. bis 32. Schwangerschaftswoche:

In der 29. bis 32. Schwangerschaftswoche findet eine erneute Vorsorgeuntersuchung statt. Hierbei werden wieder sowohl der Blutdruck als auch das Gewicht der Mutter gemessen, der Urin getestet und der Hämoglobinwert genommen.

Nun erfolgt der dritte Ultraschall. Hierbei wird sowohl die Lage des Kindes als auch die Fruchtwassermenge und die körperliche Entwicklung des Fötus kontrolliert.

Wie entwickelt sich der Fötus in der 29. bis 32. Schwangerschaftswoche?

In der 29. Schwangerschaftswoche ist Ihr Kind in etwa 39 cm groß, bei einem ungefähren Gewicht von 1240 Gramm. Ihr Kind ist nun so weit entwickelt, dass es in den nächsten Wochen vor allem noch darum geht, zu wachsen. Das Immunsystem entwickelt sich weiter und besonders der Kopf Ihres Babys hat in dieser Zeit noch mal eine große Wachstumsphase. Sowohl das Gehirnvolumen als auch das Skelett um den Kopf herum, wachsen in dieser Phase deutlich.

In der 30. Schwangerschaftswoche ist Ihr Kind in etwa 40 cm groß und wiegt ungefähr 1350 Gramm. Ihr Baby hat aktuell wenig Platz in Ihrem Bauch. Daher ist es nicht unüblich, dass ab der 30. Schwangerschaftswoche die Fruchtwassermenge ganz langsam zurückgeht. Besonders sensibel reagiert Ihr Kind in dieser Phase außerdem auf Geräusche.

Deshalb ist das die ideale Phase, um sich regelmäßige Vorleseabende zu gönnen. Auch Bauchstreicheleinheiten werden vom Baby aktiv wahrgenommen und sind somit sowohl für Ihr Baby als auch für Sie zur Entspannung sehr zu empfehlen.

In der 31. Schwangerschaftswoche hat Ihr Kind in etwa eine Größe von 42 cm erreicht, bei einem ungefähren Gewicht von 1550 Gramm. In der 31. Schwangerschaftswoche schläft Ihr Kind in der Regel zwischen 15 und 20 Stunden und hat sich an einen für ihn regelmäßigen Schlaf-Wach-Rhythmus gewöhnt. Besonders wichtig ist, dass in der 31. Schwangerschaftswoche nun die Lungen Ihres Babys in der Lage sind, sich aufzublähen. Dies ist eine lebensnotwendige Funktion der Lunge, die verhindert, dass das Lungengewebe verkleben kann.

Ihr Baby hat aktuell zu wenig Platz, um sich großartig zu drehen, zu strecken oder sonstigen Aktivitäten nachzugehen. Dennoch kann Ihr Kind sich immer noch bemerkbar machen und Sie beispielsweise mit Tritten auf Trab halten. Viele Schwangere nehmen in der 31. Schwangerschaftswoche aktiv war, dass das Baby nach einer Mahlzeit deutlich aktiver ist als vor einer Mahlzeit. Das liegt daran, dass das Baby nach dem Essen durch den erhöhten Blutzuckerspiegel der Mama einen Energieschub erhält.

In der 32. Schwangerschaftswoche hat Ihr Kind eine ungefähre Größe von 34 cm erreicht, bei einem ungefähren Gewicht von 1770 Gramm. Aktuell befindet sich noch etwa 1 Liter Fruchtwasser in der Gebärmutter. Ihr Baby dreht sich höchstwahrscheinlich in dieser Woche mit dem Kopf nach unten. Spätestens ab der 32. Schwangerschaftswoche nimmt die Menge an

Fruchtwasser ab. Dies geschieht proportional zur notwendigen Gewichtszunahme Ihres Babys.

Die ersten stärkeren körperlichen Einschränkungen kommen

Sie befinden sich nun im 8. Schwangerschaftsmonat. Der Bauch wächst, das Hohlkreuz auch. In dieser Phase verspüren die meisten schwangeren Frauen die ersten stärkeren körperlichen Einschränkungen seit Beginn der Schwangerschaft. Alleine aus der Badewanne zu steigen wird nun schwieriger. Auch der Autositz muss nach hinten verstellt werden, um einen bequemen Aus- und Einstieg in das Auto zu gewährleisten. Die ersten stärkeren Rückenschmerzen treten ebenfalls in dieser Phase gehäuft auf und es kommt meist im achten Monat zum ersten Mal zu „Schlafeinschränkungen". Auf dem Bauch können und sollen Sie ja bereits schon länger nicht mehr schlafen, jedoch war bis jetzt die Seiten- wie auch Rückenlage problemlos für Sie. Ab dem achten Schwangerschaftsmonat berichten schwangere Frauen allerdings häufig davon, dass, wenn Sie vermehrt auf einer Seite liegen, beispielsweise ein Bein einschläft.

Oder dass die Rückenschlafposition sie nicht einschlafen lässt. Deshalb ist es nicht unüblich, dass Sie in der Zeit nachts öfter wach werden, sich umdrehen bzw. anders hinlegen und morgens nicht mehr ganz so fit sind wie vorher. Diese Problematik nimmt bis zur Geburt leider noch deutlich zu. Versuchen Sie, sich immer wieder auch mal tagsüber auszuruhen, beispielsweise auf dem Sofa. So können Sie nächtliche Ruhestörungen etwas ausgleichen. Außerdem eignet sich für eine bessere Schlafposition ein Stillkissen besonders gut. Für eine entspannte Schlafposition nehmen Sie ein langes Stillkissen und legen sich auf die Seite. Das Stillkissen ist hierbei zwischen Ihren Beinen und Ihre Beine liegen nicht übereinander. In dieser Position können viele wieder nachts durchschlafen.

Eine tolle To-do-Liste schöner Dinge, die Sie bis zur Geburt noch genießen können

Oft kreisen im 8. Monat die Gedanken darum, was sich alles in wenigen Wochen bereits verändern wird. Hier steht meist auf den vorderen Rängen das Gefühl „nicht mehr zu zweit" zu sein. Obwohl dies ein wunderbares Gefühl ist, bringt es manchmal auch Angst hervor. Außerdem gibt es, unabhängig von Ihrem Partner und der Zeit zu zweit, eine Vielzahl an Dingen, denen Sie nach der Geburt erst mal nicht mehr nachgehen werden, weil Ihnen hierfür die Zeit oder Lust fehlt. Nach der Geburt Ihres Bauchbewohners hat diese natürlich absolute Priorität. Doch denken Sie gerade jetzt auch an sich. Ihr Baby lässt sich noch ein paar Wochen Zeit, in denen Sie Dinge erleben und genießen können. Lassen Sie diese wichtige Zeit nicht einfach so verstreichen, sondern nutzen Sie sie.

Jeder Mensch hat zwar eine andere To-do-Liste, ein Beispiel einer To-do-Liste haben wir dennoch erstellt, um Ihnen einen Einblick zu geben, wie sie aussehen könnte:

Vor der Geburt möchte ich noch...

-> mit meinem Partner schick essen gehen.

-> ein Schwangerschaftsfotoshooting machen.

-> ins Schwimmbad gehen.

-> mit meinem Partner ins Kino gehen (dies ist ohne Babysitter nach der Geburt, mit Kind, tatsächlich eine lange Zeit nicht möglich).

-> so oft es geht ausschlafen.

-> Frühstück im Bett genießen.

-> einen Gipsabdruck vom Babybauch anfertigen lassen.

Wie bereits oben beschrieben, können diese Punkte völlig variieren und dienen nur dem Zweck der besseren Veranschaulichung. Seien Sie hier kreativ und schreiben Sie Ihre eigene To-do-Liste.

DER NEUNTE MONAT (WOCHE 33 - 36)

Der anstehende Vorsorgetermin in der 33. Schwangerschaftswoche:

Ab der 33. Schwangerschaftswoche finden die Vorsorgeuntersuchungen alle zwei Wochen statt. Jedoch keine Ultraschalluntersuchung mehr. Nun wird bei jedem Vorsorgetermin, der wie gesagt alle zwei Wochen stattfindet, jeweils auch ein CTG geschrieben.

Der anstehende Vorsorgetermin in der 36. Schwangerschaftswoche:

Ab der 36. Schwangerschaftswoche findet zu den oben beschriebenen Vorsorgetermin alle zwei Wochen mit dem entsprechenden CTG auch noch eine Blutuntersuchung bezüglich Hepatitis B statt. Außerdem kann ein sogenannter B-Streptokokken Test in der 36. Schwangerschaftswoche durchgeführt werden. Dieser Test wird zwar empfohlen, gehört aber nicht zur gesetzlichen Vorsorge, daher wird dieser auch nicht von der Krankenkasse bezahlt, sondern muss aus eigener Tasche übernommen werden. Der B-Streptokokken Test wird jedoch empfohlen, da eine B-Streptokokkeninfektion bei einem neugeborenen Kind starke Risiken bergen kann.

Außerdem kann auf ausdrücklichen Wunsch der Patientin eine Akupunktur vorgenommen werden, die der Geburtsvorbereitung dient. Diese kann ab der 37. Schwangerschaftswoche durchgeführt werden. Die Kosten hierfür werden nicht von der Krankenkasse übernommen, diese muss die Schwangere selber bezahlen. Außerdem ist es möglich, für die Gewichtskontrolle des Babys einen zusätzlichen Ultraschall zu erlangen.

Wie entwickelt sich der Fötus in der 33. bis 36. Schwangerschaftswoche?

In der 33. Schwangerschaftswoche ist Ihr Kind circa 44 cm groß, bei einem ungefähren Gewicht von 2000 Gramm. Ein besonderes

Hauptaugenmerk wird in der 33. Schwangerschaftswoche auf den Kopfumfang gelegt. Dieser vergrößert sich nämlich in der 33. Schwangerschaftswoche um 1,3 cm.

Als voll entwickelt gelten ab der 33. Schwangerschaftswoche alle Sinne Ihres Babys.

Ihr Kind benötigt nach der Geburt eine Energiereserve, hierfür lagert Ihr Baby in der 33. Schwangerschaftswoche Fettgewebe ein.

In der 34. Schwangerschaftswoche hat Ihr Kind in etwa eine Größe von 45 cm, bei einem Gewicht von etwa 2200 Gramm erreicht. Die Lungenentwicklung wie auch die Hirnentwicklung sind bereits in der 34. Schwangerschaftswoche weit entwickelt.

Außerdem berührt Ihr Baby jetzt mit dem Körper den Uterus. Nun sind für Sie auch kleinste Bewegungen spürbar. Durch die Größen- und Gewichtszunahme Ihres Kindes hat dieses nun kaum noch Platz. Es reicht jedoch immer noch dafür aus, sich nach links und rechts zu drehen und um sich zu dehnen.

In der 35. Schwangerschaftswoche hat Ihr Kind eine Größe von circa 46 cm, bei einem ungefähren Gewicht von 2500 Gramm erreicht. Außerdem gelten ab der 35. Schwangerschaftswoche die Nieren Ihres Babys als voll entwickelt. Das sogenannte Mekonium lagert sich nun im Darm Ihres Babys ab. Dieses wird innerhalb der ersten 24 bis 48 Stunden nach der Geburt ausgeschieden.

In der 36. Schwangerschaftswoche hat Ihr Kind in etwa eine Größe von 47 cm bei einem ungefähren Gewicht von 2700 Gramm erreicht. Bereits jetzt ist Ihr Kind mit allen Körperfunktionen, Fähigkeiten wie auch Reflexen weitestgehend ausgestattet.

Sollte Ihr Kind (aus welchen Gründen auch immer) bereits jetzt auf die Welt kommen, ist es absolut überlebensfähig und wird umgangssprachlich als „spätes Frühchen“ bezeichnet. Es ist jetzt möglich, dass Ihr Kind den Kopf fest ins kleine Becken nimmt, in die sogenannte Geburtsposition. Ab jetzt spüren Sie Ihr Kind kaum noch. Dies ist für viele Schwangere beängstigend, jedoch völlig normal und dem Platzmangel geschuldet.

Der Mutterschutz beginnt

Eine meist erleichternde und schöne Erfahrung beginnt mit dem Beginn des Mutterschutzes. Dieser besagt, dass Sie 6 Wochen vor dem errechneten Geburtstermin nicht mehr arbeiten müssen und dieser endet im Regelfall 8 Wochen nach der Geburt des Kindes. Der Mutterschutz vor der Geburt ist dafür da, dass Sie sich in den letzten Wochen vor der Geburt noch mal ausruhen und auf sich und das Baby konzentrieren können.

Außerdem wird so der Stresspegel noch mal reduziert und eine vorzeitige Geburt durch Arbeitsstress ausgeschlossen. Die 8 Wochen Mutterschutz nach der Geburt gibt es, damit Sie sich vollkommen auf Ihr Neugeborenes konzentrieren können, ohne hierbei finanzielle Verluste erleiden zu müssen. In der Mutterschutzzeit zahlt Ihr Arbeitgeber gemeinsam mit Ihrer Krankenkasse Ihren Nettolohn. Die Krankenkasse zahlt maximal 13 Euro pro Kalendertag und Ihr Arbeitgeber stockt diesen Betrag so auf, das Sie am Ende des Monats Ihren Nettolohn auf Ihrem Konto haben. Der sogenannte „Mutterschutzgeldantrag“ muss vor Beginn des Mutterschutzes gestellt werden (also spätestens 7 bis 8 Wochen vor dem errechneten Geburtstermin).

Zum besseren Verständnis, warum Sie nicht 8 Wochen nach der Geburt sofort wieder arbeiten müssen, erläutern wir Ihnen nachfolgend auch noch die Elternzeitregelung:

Nach der Mutterschutzzeit (in der Regel 8 Wochen nach der Geburt Ihres Kindes), können Sie in die sogenannte „Elternzeit“ gehen. Hierfür steht Ihnen frei auszuwählen, wie lange Sie in Elternzeit gehen möchten. Einen Regelanspruch haben Sie auf 36 Monate (entsprechen 3 Jahre). Diese Zeit können Sie jedoch auch mit Ihrem Partner splitten. Gerade die Frage, wie lange man in Elternzeit gehen kann, entscheidet oft die finanzielle Situation.

Bei dem Elterngeld handelt es sich in der Regel um ca. 65 % des Nettoeinkommens der vergangenen 12 Monate der Mutter. Die Mindestgrenze liegt jedoch bei 300 Euro im Monat und die Maximalgrenze bei 1.800 im Monat. Rechenbeispiel: Sie haben sich ausgerechnet, dass Sie mit den 65 % (dieser Wert kann etwas variieren, wird Ihnen im Elterngeldbescheid aber mitgeteilt) Ihres Nettoeinkommens, auf 1.000 Euro Elterngeld kommen (Elterngeld ist ebenfalls netto). Wenn Sie nun ein Jahr in Elternzeit gehen, erhalten Sie die 1.000 Euro. Gehen Sie zwei Jahre in Elternzeit, bekommen Sie nur noch 500 Euro im Monat. Denn das Geld, das Ihnen zusteht, ist ein fester Betrag und berechnet sich, wie oben beschrieben, aus Ihrem Einkommen der letzten 12 Monate.

Sollten Sie sich für 3 Jahre Elternzeit entscheiden, wären es 333,33 Euro im Monat. Wenn Ihr Partner sehr gut verdient, haben Sie die freie Wahl wann Sie wieder arbeiten gehen möchten und können, wenn Sie das wünschen, die vollen drei Jahre in Anspruch nehmen. Sollte es finanziell jedoch etwas knapp sein, entscheiden sich die meisten schweren Herzens, nur ein Jahr Elternzeit zu nehmen. Die Elternzeit muss in schriftlicher Form beim Arbeitgeber beantragt werden. Hierfür genügt ein einfaches Schreiben, wann der errechnete Geburtstermin ist und wie lange Sie in Elternzeit gehen möchten. Dieses Schreiben muss dem Arbeitgeber mindestes 7 Wochen vor Beginn der Elternzeit zugestellt werden. Dies ist eher eine förmliche Sache, denn eine richtige Möglichkeit, diesen Antrag abzulehnen gibt es für den Arbeitgeber in der Regel nicht.

Die Ruhe vor dem Sturm genießen

Im neunten Monat haben Sie es fast geschafft. Die meiste Zeit der Schwangerschaft ist vorbei, das Baby bereits gut entwickelt und der Bauch schon riesig. Meist ist im neunten Monat auch schon das Kinderzimmer renoviert, die Klinik oder das Geburtshaus gefunden und die ersten Babysachen zieren bereits den Kinderkleiderschrank. In dieser Phase hat man das Gefühl, fast alles bereits hinter sich zu haben.

Auch, dass Sie jetzt nicht mehr arbeiten müssen, wirkt sich positiv auf Ihre Stimmung aus. Versuchen Sie, die aktuelle Ruhe soweit es geht zu genießen. Mit und nach der Geburt, kommen ein paar anstrengende Tage auf Sie zu, für die Sie am besten im Vorfeld Kraft tanken sollten. Da mit zunehmendem Bauchumfang nachts das Schlafen schwieriger wird, ruhen Sie sich ruhig auch tagsüber aus. Gerade der neunte Schwangerschaftsmonat eignet sich noch dafür, restliche Dinge von Ihrer oben genannten To-do-Liste zu erleben. Jedoch sollte auf dieser Liste nichts zu Aufregendes stehen, da ansonsten frühzeitig Wehen ausgelöst werden könnten. Genießen Sie jeden Tag so gut Sie können.

Kliniktasche und Babytasche packen

Eine ganz häufige Frage von werdenden Müttern ist, was muss ich alles mit ins Krankenhaus nehmen? (Für alle Schwangeren, die gerne Zuhause oder in einem Geburtshaus Ihr Kind entbinden möchten, gilt dieser Punkt natürlich nicht).

Prinzipiell ist es ratsam, zwei Taschen zu packen. Einmal Ihre Krankenhaustasche und einmal die Babytasche. Fangen wir mal mit der Kliniktasche an. Besonders wichtig ist, dass Sie für sich und Ihr kleines Baby alles dabei haben, was Sie benötigen.

In die **Kliniktasche** sollten Sie Folgendes packen:

Als aller Erstes müssen alle Papiere vollständig mitgebracht werden. Hierunter zählen:

-> Ihr Personalausweis.

-> Ihr Mutterpass.

-> Ihre Krankenversichertenkarte.

-> Wenn Sie von Ihrer Gynäkologin/Ihrem Gynäkologen in eine Klinik eingewiesen wurden, benötigen Sie den Einweisungsschein.

-> Sofern Sie verheiratet sind, benötigen Sie die Heiratsurkunde und Ihre Geburtsurkunde.

Kommen wir nun zu den Anziehsachen und allgemeinen Dingen, die sinnvoll bei Ihrem Klinikaufenthalt sind. Wichtig ist, dass alles, was Sie einpacken, vor allem bequem und funktional sein muss.

-> Bademantel

-> Warme Socken

-> Badeschlappen/Hausschuhe

-> drei bis vier lockere Schlaf/Entspannungsoutfits

-> mindestens einen Jogginganzug, damit Sie im hauseigenen Park ein paar Schritte spazieren gehen können.

-> Handtücher (diese sind in vielen Kliniken nicht vorhanden)

-> Kulturtasche mit Zahnbürste und allem, das Sie zur körperlichen Pflege benötigen.

-> Einen Föhn (auch diesen gibt es in vielen Kliniken nicht).

-> Zwei Still-BHs und Stilleinlagen.

-> Eine große Packung der stärksten Binden. Auch wenn Sie nach der Geburt von der Klinik mit Binden und spezieller Unterwäsche versorgt werden, werden Sie am Entlassungstag nach Hause geschickt. Hierfür ist es gut, wenn Sie nicht auf die Hilfe der Klinik angewiesen sind, sondern Ihren eigenen Vorrat mitgenommen haben. Außerdem ist es so kurz nach der Geburt, bei starker Blutung, auch unangenehm einkaufen zu müssen. Daher ist es gut, wenn Sie diese im Vorfeld erworben haben.

-> Handy inklusive Ladekabel und wenn nötig eine aufgeladene Guthabenkarte. Sobald das Baby da ist, wartet Ihre Familie auf Rückmeldung. Wenn Sie Ihr eigenes Handy dabei haben, können Sie alleine entscheiden, wann Sie wen benachrichtigen möchten. Außerdem werden Sie auch direkt nach der Geburt Fotos von Ihrem Baby machen wollen, das ist ganz normal. Sofern Sie ein Handy mit einer guten Kamera besitzen, reicht das völlig aus. Ansonsten können Sie natürlich auch eine Digitalkamera mitnehmen.

Wichtig hierbei ist: unbedingt den Blitz ausstellen! Ihr Baby darf nicht durch das Handy bzw. Blitzlicht geblendet werden!

-> Zeitschriften oder Bücher. Wenn Ihr Baby auf der Welt ist, haben Sie genügend Ablenkung. Und sobald das Baby schläft ist es empfehlenswert, dass Sie dasselbe tun. Allerdings kann die Wartezeit, bis die Geburt losgeht, sich ziehen. Wenn Sie beispielsweise über dem errechneten Geburtstermin sind und im Krankenhaus Ihre Geburtseinleitung bekommen, können Stunden oder Tage vergehen, bis der Geburtsvorgang losgeht.

In der **Babytasche** sollte enthalten sein:

-> Ein paar Windeln für den Entlassungstag (hier reichen zwei bis drei Windeln).

-> Drei Bodys in der Größe 50/56.

-> Ein bis zwei Strampler.

-> Eine Strumpfhose oder einmal Babysocken.

-> Eine Babyjacke (in den Wintermonaten ist ein kompletter Winteroverall empfehlenswert).

-> Eine Babymütze und mehrere Spucktücher.

-> Auf Wunsch ein „besonderes" Babyoutfit. Nicht selten bieten Krankenhäuser ein kostenloses oder kostenpflichtiges Babyfotoshooting an. Hierbei möchten die Eltern natürlich das Baby besonders süß in Szene setzen. Daher können Sie, wenn Sie möchten, ein komplettes Outfit für ein Fotoshooting mitbringen.

Das Schlafzimmer herrichten

Empfehlenswert ist es, wenn Sie Ihr Baby nach der Geburt und dem Klinikaufenthalt, nicht direkt ins eigene Kinderzimmer legen. Das Baby benötigt in den ersten Lebenswochen/Monaten Ihre Nähe und Wärme ganz dringend. Das Gefühl „Mama ist immer da", ist eines der wichtigsten Dinge, die Sie Ihrem Kind nun beibringen müssen.

Und auch für Sie bestehen ganz klare Vorteile darin, dass Ihr Baby nun bei Ihnen liegt. Das nächtliche Stillen (oder die Flasche geben) ist deutlich einfacher, wenn Ihr Baby direkt neben Ihnen schläft und nach dem Trinken auch direkt wieder einschlafen kann.

Hierfür gibt es im Großen und Ganzen drei Methoden, wie Ihr Baby im Schlafzimmer bei Ihnen schlafen kann. Welche Methode für Sie die Richtige ist, können nur Sie gemeinsam mit Ihrem Partner für sich entscheiden. Hierbei gibt es keine „allgemeine" Lösung, die auf jede Familie zutrifft.

Das Familienbett

Das Familienbett, ist eine besonderes schöne Variante für alle, die mit Ihrem Kind im Arm einschlafen möchten. Da die Nähe für die Kleinen besonders nachts wichtig ist, ist das Familienbett ein super Ort für die Kleinen, um sich besonders sicher und aufgehoben zu fühlen. Außerdem hilft der Körperkontakt Ihrem Baby dabei, einzuschlafen, da es sich sicher und geborgen fühlt.

Neugeborene Kinder laufen hier jedoch die Gefahr, im Schlaf mit unter eine Decke zu rutschen. Hierbei entsteht akute Lebensgefahr! Wenn Sie jemand sind, der tief und fest schläft oder sich im Schlaf besonders oft dreht, ist das Familienbett für Sie nicht die beste Variante.

Das Beistellbett:

Das Beistellbett ist eine super Kombinationsvariante. Bei herkömmlichen Beistellbetten können Sie selbst entscheiden, ob Ihr Kind aus seinem Bett in Ihr Bett gelangen kann. Ein Beistellbett wird direkt an das elterliche Bett geschoben. Meist ist die Seite, mit der das Beistellbett am Elternbett anliegt, frei. Bei manchen fehlt hier das Babygitter, bei anderen kann je nach Bedarf die Bettseite hoch oder runter gemacht werden. Hier liegt Ihr Baby direkt neben Ihnen und auch Stillen oder Fläschchen geben, ist unproblematisch (genauso wie im Familienbett auch).

Jedoch befindet sich Ihr Kind im Beistellbett „nicht so sehr in Gefahr" wie unter Umständen im Familienbett. Dadurch, dass Ihr Kind im Beistellbett keine Bettdecke und auch kein Kopfkissen hat, ist die Gefahr im Schlaf unter einem Kopfkissen oder unter einer Decke zu ersticken, deutlich reduziert. Auch ist es deutlich schwieriger, dass Sie sich im Schlaf aus Versehen auf Gliedmaßen Ihres Kindes (z. B. einen kleinen Arm) legen und diesen dadurch verletzen können.

Eine Babywiege:

Eine Babywiege ist die sicherste der drei aufgeführten Varianten.

Bei der Babywiege handelt es sich um ein eigenständiges Babybett. Dieses wird direkt neben das Bett der Eltern gestellt. Somit weiß das Kind ebenfalls, dass die Eltern die ganze Nacht da sind und auch das Stillen wie auch das Füttern mit der Flasche stellt kein Problem dar, da Sie sich mit Ihrem Baby im selben Raum befinden. Da es sich hier um ein komplett eigenes Bett handelt, das an allen 4 Seiten ein Bettgitter (sogenannter Rausfallschutz) besitzt, ist es unmöglich das Sie sich im Schlaf auf Ihr Kind rollen. Außerdem ist die Gefahr, unter einer Decke oder einem Kopfkissen in der Nacht zu ersticken, ausgeschlossen.

Ein besonderer Vorteil bei einem Wiegebett ist außerdem, dass bei den meisten Varianten die Wiegefunktion aus oder auch angeschaltet werden kann. Hierbei handelt es sich meist um ein „normales" fixiertes starres Bett. Dann gibt es jedoch Verriegelungen, die gelöst werden können und dann kann das Bett bzw. Ihr Baby in der Wiege leicht geschaukelt werden. Das hat beispielsweise den Vorteil, wenn Ihr Kind nachts aufwacht und quengelt, können Sie Ihr Baby durch das leichte Schunkeln beruhigen, ohne es dafür aus dem Bett nehmen zu müssen.

Hierbei schlafen dann die meisten Kinder wieder ohne Probleme ein. Sobald Ihr Kind dann wieder eingeschlafen ist, können Sie die Verriegelung wieder aktivieren und das Bett ist wieder fest. Babywiegen gibt es oft im Gesamtpaket zu kaufen (mit Babyhimmel, Kopfkissen und Bettdecke). Bitte bedenken Sie, dass Sie unter keinen Umständen den Himmel anbringen und das Kopfkissen wie auch die Bettdecke ins Bettchen legen dürfen. Dies kann zur Atemnot und/oder zum Tode Ihres Kindes führen.

DER SPANNENDE 10. UND LETZTE MONAT (WOCHE 37-40)

Wie entwickelt sich der Fötus in der 37. bis 40. Schwangerschaftswoche?

In der 37. Schwangerschaftswoche hat Ihr Baby eine Größe von etwa 49 cm bei einem Gewicht von circa 2950 Gramm erreicht. In der 37. Schwangerschaftswoche ist bei den meisten Babys der Kopf fest im kleinen Becken der Mutter verankert und somit in der Geburtsposition. Ab diesem Zeitpunkt wird Ihr Baby besonders viel schlafen.

In der 38. Schwangerschaftswoche hat Ihr Kind in etwa eine Größe von 49 bis 50 cm, bei einem ungefähren Gewicht von etwa 3100 Gramm erreicht. Besonders wichtig in dieser Woche ist die Produktion von Kortison. Kortison sorgt im Körper Ihres Kindes dafür, dass sobald Ihr Kind geboren wird und den ersten Atemzug an der Luft ausübt, die Lunge sich ohne Probleme entfalten und Ihre Arbeit ab diesem Zeitpunkt aufnehmen kann.

In der 39. Schwangerschaftswoche hat Ihr Kind in etwa eine Größe von 50 cm, mit einem ungefähren Gewicht von 3250 Gramm erreicht. Natürlich sind alle Werte, die hier genannt werden, Durchschnittswerte. Es gibt größere Kinder, kleinere Kinder, schlankere Kinder und Kinder, die mit einem erhöhten Geburtsgewicht zur Welt kommen. Sofern Ihr Baby sich nicht in der 39. Schwangerschaftswoche bereits auf den Weg macht, setzt es weiter Fettreserven für die ersten Tage an.

Nicht unüblich ist es, dass Ihr Baby in dieser Phase den größten Teil des Tages verschläft. In der 39. Schwangerschaftswoche schüttet Ihr Baby nun besonders viele Hormone aus. Dies dient zur Vorbereitung auf die anstrengende Geburt. Denn während der Geburt Ihres Kindes produziert es mehr Stresshormone als in seinem weiteren Lebensweg.

In der 40. Schwangerschaftswoche ist Ihr Kind ausgewachsen mit einer ungefähren Größe von 51 cm und wiegt im Durchschnitt 3400 Gramm und hat somit ein sehr gutes Geburtsgewicht erreicht. Die Hauptaufgabe Ihres Babys in der 40. Schwangerschaftswoche ist, dass die Leber des Kindes Stärke produziert. Denn die Stärke, die in der Leber produziert wird, kann der Körper Ihres Kindes nach der Geburt in Glukose umwandeln, um sich vor „schlechten Zeiten“ zu schützen.

Ihr Kind kann sich aktuell in Ihrem Bauch nicht, beziehungsweise nur noch kaum, bewegen. Ihr Baby sitzt in der sogenannten Fötalstellung fest. Hierbei hat Ihr Kind beide Knie angezogen und die Ärmchen vor dem Körper verschränkt. Diese sogenannte Fötalstellung ist oft auch noch in den ersten Lebenswochen des Babys zu erkennen.

Sollte das Kind sich nicht zum errechneten Geburtstermin auf den Weg machen, spricht man vom sogenannten Übertragen. Hiermit gilt Ihr Kind als „überfällig“. Dies ist erst mal in keiner Weise problematisch, sofern es Ihrem Baby gut geht. Deshalb muss ab jetzt regelmäßig kontrolliert werden, wie es Ihrem Kind geht und ob noch genug Fruchtwasser zur Verfügung steht.

Ob Sie nun eingeleitet werden müssen, oder ob man dem Kind noch etwas Zeit einräumt, hängt maßgeblich von der Versorgung Ihres Kindes ab. Sollte bei einer Untersuchung auch nur der leiseste Verdacht einer Unterversorgung bestehen, würden Sie direkt von Ihrer Frauenärztin oder Ihrem Frauenarzt in eine Klinik eingewiesen und die Geburt würde eingeleitet werden oder im schlimmsten Fall auch durch einen Notkaiserschnitt herbeigeführt werden.

Die Klinikvorbereitung

Im besten Fall haben Sie sich bereits fest für eine Klinik entschieden, in der Sie Ihr Kind zur Welt bringen möchten. Im 10. Schwangerschaftsmonat (in der 37. bis 40. Woche) sollte spätestens das Klinikgespräch stattfinden. Hierfür benötigen Sie meist zwingend einen Termin. Die Telefonnummer hierfür finden Sie entweder auf der Internetseite Ihrer Geburtsklinik oder Sie erhalten diese bei Ihrem Rundgang durch den Kreißsaal. Bei diesem Termin werden Sie über den Ablauf der Geburt noch mal informiert und erhalten Infomaterial, das Sie in den meisten Fällen auch unterschreiben müssen. Außerdem findet im Krankenhaus eine Ultraschalluntersuchung statt, um die ungefähre Größe und das Gewicht sowie die Lage des Babys zu ermitteln.

Diese Kliniktermine sind keine Vorschrift, dienen aber zur Sicherheit, sowohl Ihnen als auch dem Baby und auch der Klinik gegenüber. Sollten Sie an so einem Klinikgespräch nicht teilnehmen, können Sie selbstverständlich trotzdem in Ihrer Wunschklinik entbinden. Allerdings erfragen die Hebammen bei dem Klinikgespräch den errechneten Geburtstermin. Den besonderen Nutzen hierfür erläutern wir an einem kleinen Beispiel:

Variante ohne Klinikgespräch:

Frau Mustermann hat einen Blasensprung und kommt ohne Klinikgespräch in ihrer Wunschklinik an. Alle Formulare, die sie für die Geburt unterschreiben muss, muss sie nun unter starken Wehen unterschreiben. Das bedeutet Stress für alle. Außerdem sind an diesem Tag viele Frauen zur Entbindung auf der Station und alle Hebammen sowie Entbindungszimmer besetzt. Dies kann zu einem großen Problem werden, sobald bei Frau Mustermann die Geburt richtig los geht.

Variante mit Klinikgespräch:

Frau Mustermann hat sich in der 37. Schwangerschaftswoche einen Termin zum Vorgespräch geben lassen, den Sie ordnungsgemäß wahrnimmt. Bei diesem Gespräch kann sie ganz in Ruhe alle nötigen Unterlagen (ohne Schmerzen) unterschreiben. Sie erhält Infomaterial, das sie sich bis zur Geburt noch durchlesen kann, und sie wird ultraschallt. Hierbei wird das Baby auf Größe, Gewicht und Lage untersucht. Außerdem wird Frau Mustermann nach dem errechneten Geburtstermin gefragt. Der errechnete Geburtstermin ist der 04.08. Doch an diesem Tag haben sich bereits schon 8 Frauen zur Geburt angemeldet. Nun kann die Hebamme den Dienstplan so anpassen, dass genügend Hebammen im Haus sind, um die vermehrte Geburtenrate bedienen zu können.

Wie Sie sehen, hat es sowohl für Sie und Ihr Baby als auch für die Klinik enorme Vorteile, wenn Sie an einem Klinikgespräch teilnehmen.

Klinik-Taschencheck

Im besten Fall haben Sie bereits sowohl die Babytasche als auch Ihre Kliniktasche gepackt. Jedoch fehlen selbstverständlich noch Dinge, die Sie zum alltäglichen Leben noch zu Hause benötigen (beispielsweise Zahnbürste usw.). Da es ab jetzt jederzeit losgehen kann, ist es sinnvoll, die Kulturtasche bereits gepackt zu haben und aus dieser die letzten Tage „zu leben". Das bedeutet einfach nur, dass Sie nach dem Zähneputzen Ihre Zahnbürste und Zahnpasta direkt wieder in den Kulturbeutel packen, sodass wenn Ihre Wehen einsetzen, Sie nur noch die Kulturtasche in Ihre Kliniktasche packen müssen und losfahren können. Auch andere Dinge die Sie aktuell noch zu Hause benötigen (Handy/Ladekabel) sollten in Ihrer Reichweite oder zumindest an einem bekannten Platz liegen. Wenn die Wehen einsetzen, sollten Sie so wenig Dinge wie möglich noch abschließend in die Tasche packen, um keine Zeit zu verlieren.

Absprachen für zu Hause treffen

Wer fährt Sie ins Krankenhaus? Wer holt Sie ab? Und was ist, wenn die Wehen losgehen und derjenige der Sie fahren sollte, nicht erreichbar ist?

Setzen Sie sich am besten mit Ihrer Familie hin und besprechen Sie das Ganze offen und ehrlich. Beispielsweise könnten Sie sagen, dass Ihr Partner Sie ins Krankenhaus fahren soll und wenn dieser (aus welchen Gründen auch immer) zu der Zeit nicht kann, dass Ihre Mutter/Ihr Vater/Ihre beste Freundin oder wer auch immer, Sie fährt. Je mehr Möglichkeiten im Vorfeld festgelegt sind, umso höher ist die Wahrscheinlichkeit, dass Sie jemanden erreichen und schnell und sicher ins Krankenhaus gelangen.

Zusätzlich ist auch die Frage wichtig, wer Sie aus dem Krankenhaus abholt. Entlassungen finden meistens in der Woche und vormittags statt. Im besten Fall haben Sie jemanden in Ihrer Familie, der zu dieser Zeit Urlaub hat oder sich bereits im Ruhestand befindet. Dies wäre die beste Möglichkeit, da dieser flexibel genug wäre, um Sie abzuholen.

Außerdem ist eine weitere Absprache ganz dringend im Vorfeld zu klären. Wer darf Sie besuchen? Auf wessen Anwesenheit legen Sie besonders großen Wert? Und wen möchten Sie lieber erst zu Hause wiedersehen? Sofern Sie keinerlei Absprachen diesbezüglich getroffen haben, kann es gut sein, dass Sie im Krankenhaus geradezu „überrannt" werden. Jeder möchte das Neugeborene sehen und von Ihnen erfahren, wie es Ihnen geht. Sowohl für Sie als auch besonders für Ihr Baby bedeutet dies viel Stress, der im Vorfeld durch klare Absprachen minimiert werden kann. Ihr Baby ist sehr krankheitsanfällig und sollte so jung noch nicht unbedingt mit vielen Menschen in Kontakt treten, um eine Ansteckung zu vermeiden. Außerdem ist Ihr Neugeborenes sehr geruchsempfindlich und sollte nicht zu vielen unterschiedlichen Gerüchen ausgesetzt werden. Zusätzlich ist das, was Ihr Baby jetzt benötigt, in erster Linie Sie und Ruhe, um in dieser Welt erst mal anzukommen. Schaffen Sie im Vorfeld durch Absprachen diese Bedingungen für sich und Ihr Baby.

Letzte Vorbereitungen abschließen

Bevor es nun endlich losgeht, überprüfen Sie bitte, ob alle Vorbereitungen abgeschlossen sind. Steht das Babybett im Schlafzimmer fertig aufgebaut? Steht die Wickelkommode schon? Ist die Transportschale für das Auto (am Tag der Abholung notwendig) bereits gekauft? Haben Sie genügend Kleidung und Windeln, Feuchttücher, Spucktücher usw. für die ersten Wochen? Versuchen Sie so viele Vorkehrungen wie möglich im Vorfeld zu bewältigen. Sobald Ihr Baby auf der Welt ist, möchten Sie vor allem Zeit mit dem Kind verbringen. Außerdem ist der Ausfluss sehr stark, sodass lange Shopping Touren erst mal wegfallen. Zudem möchte Ihr Kind in regelmäßigen Abständen Milch bekommen. Bis sich der Alltag einpendelt, vergehen einige Tage und/oder Wochen. Je besser Sie sich vorbereitet haben, desto einfacher wird Ihnen der Start fallen.

TAG DER GEBURT

Über die unterschiedlichen Formen der Geburt werden Sie beim Klinikgespräch aufgeklärt. Es gibt einmal die Möglichkeit, das Kind „normal" zu bekommen, einen geplanten Kaiserschnitt durchzuführen oder zur Not einen Notkaiserschnitt stattfinden zu lassen. Nachfolgend erläutern wir die unterschiedlichen Geburtsvarianten:

„Normale Geburt"

Von einer „normalen" Geburt spricht man, wenn das Baby ohne OP auf natürlichem Wege zur Welt kommt. Hierbei kündigt sich Ihr Baby mit Wehen an. Erst kommen diese meistens im 20 Minuten Takt, dieser Zeitraum verkürzt sich dann aber enorm. Es kommt dann in einigen Fällen zum Blasensprung. Der Muttermund öffnet sich und sobald dieser vollständig geöffnet ist (10 cm), beginnen meist die Presswehen. Hierbei wird mit einer Atmen- und Drücktechnik der Mutter, das Baby mithilfe der Hebamme auf die Welt gebracht. In einigen Kliniken gibt es auch die Möglichkeit der Wassergeburt, hier findet der Geburtsvorgang in einer Badewanne statt.

Geplanter Kaiserschnitt

Beim Kaiserschnitt im Allgemeinen handelt es sich um einen Eingriff, durch den Ihr Baby auf die Welt geholt wird. Die Gründe für einen Kaiserschnitt können vielfältig sein. Wenn das Baby zu groß ist, eine Zwillingsschwangerschaft vorliegt, es schon mal eine OP an der Gebärmutter gab oder die schwangere Frau unter starker Schwangerschaftsdiabetes leidet, ist es möglich, einen geplanten Kaiserschnitt durchführen zu lassen. Erst mal ist hierfür ein Klinikgespräch zwingend erforderlich. Hierbei werden Sie sowohl über den Ablauf als auch auf die möglichen Risiken hingewiesen. Auch über die lokale Betäubung wird gesprochen.

Einen Zettel, dass Sie auch hierüber informiert wurden, müssen Sie zwingend vor der Terminvergabe unterschreiben. In einigen Kliniken wird es so gehandhabt, dass der geplante Kaiserschnitt-Termin mindestens 5 Tage vor dem errechneten Geburtstermin liegt. Wann genau das Baby sich auf den Weg macht, kann natürlich keiner sagen. Die Klinik möchte natürlich, soweit es geht, verhindern, dass schwangere Frauen sich unter Wehen ins Krankenhaus begeben. Durch das „spontane“ und somit nicht mehr planbare auftauchen, muss schnell gehandelt werden. Außerdem ist eine Gabe des Betäubungsmittels in den Rücken deutlich schwieriger, da die Frau unter starken Geburtswehen es schwieriger hat, ruhig sitzen zu bleiben. Dies erhöht extrem das Komplikationsrisiko. Außerdem setzen viele Wehen nachts ein, hier ist das Personal schlechter besetzt und schon lange auf den Beinen. Dies kann die Risiken noch mal enorm beeinflussen.

Notkaiserschnitt

Von einem Notkaiserschnitt spricht man, wenn ein Kind dringend auf die Welt geholt werden muss. Dies kann bei einer normalen Geburt stattfinden, beispielsweise wenn das Baby feststeckt oder wenn bei einer Untersuchung rausgefunden wurde, dass das Fruchtwasser vergiftet ist und das Kind somit vergiftetes Fruchtwasser trinkt. Hier geht es um jede Minute. Der Notkaiserschnitt findet genauso wie der geplante Kaiserschnitt statt und ist auch vom Ablauf identisch. Beim Kaiserschnitt (egal ob geplant oder notfallmäßig) wird nur ein kleiner Schnitt am Unterbauch gemacht und das restliche Gewebe so weit gedehnt, dass das Baby geholt werden kann. Hierbei wird zwar das Gewebe gedehnt und gerissen, verheilt aber deutlich schneller, als wenn man eine riesige OP-Naht bevorzugen würde.

Unbeschreibliche Augenblicke

Egal ob Sie Ihr Kind nun per Kaiserschnitt, Not-Kaiserschnitt oder auf normalem Wege geboren haben, sobald das Kind auf der Welt ist, untersucht und angezogen wurde, passieren die unbeschreiblichsten Augenblicke. Ihr Kind wird Ihnen zum ersten Mal auf die Brust gelegt. Sie können das Baby endlich anfassen. Ein Wunsch, den viele werdenden Eltern in der Schwangerschaft sich so wünschen, der aber erst nach der Entbindung in Erfüllung geht. Sofern Sie stillen können und möchten, erfolgt eine kurze Beratung durch die Hebamme und das Kind wird an die Brust gelegt. Dies stärkt die Bindung und da Ihr Kind (genauso wie Sie) die Geburt als besonders stressig wahrnimmt, ist eine Mahlzeit optimal, um Ihr Kind zu stärken. Sollten Sie nicht stillen können oder wollen, haben die Hebammen warme Fläschchen vorbereitet. Eines dieser Fläschchen gibt Ihnen Ihre Hebamme, damit Sie Ihr Baby füttern können.

Anschließend geht es für die Eltern und ihr Baby auf das Zimmer. Hier können sich Mama, Papa und das Baby richtig kennenlernen. Hierfür eignet sich besonders gut ein Familienzimmer. Im Familienzimmer gibt es sowohl ein Bett für die Mutter als auch eins für den Vater und eins für das Baby. Den Preis für das Familienzimmer müssen Sie allerdings selbst tragen, denn die Krankenkasse bezahlt diese Kosten nicht. Ein Familienzimmer kostet meistens über 100 Euro pro Nacht und ist je nach Aufenthaltszeit in der Klinik als recht teuer einzustufen.

Ob ein Familienzimmer eine gute Möglichkeit für Ihre Familie darstellt, müssen Sie gemeinsam mit Ihrem Partner entscheiden. Bei einem geplanten

Kaiserschnitt muss beim Klinikgespräch das Zimmer fest gebucht werden. Bei einer normalen Geburt wird beim Klinikgespräch vermerkt, dass Sie gerne ein Familienzimmer hätten. Da niemand genau weiß, wann es losgeht, kann natürlich auch kein fester Tag gebucht werden. Sollte kein Klinikgespräch stattfinden, sinken Ihre Chancen ganz extrem, überhaupt die Chance auf ein Familienzimmer zu erhalten. Oft haben Stationen nur ein oder zwei Familienzimmer zur Verfügung, die sehr begehrt sind. Doch auch in einem Mehrbett-Zimmer (meistens Zwei-Bett-Zimmer), haben Sie die Möglichkeit, Ihr Baby im Babybett mitzunehmen.

Manche Kliniken bieten beides an. Also, dass sowohl das Kind auf die Kinderstation kann, wo dann die Hebammen sich um die Kinder kümmern, wenn beispielsweise die Mutter gerade untersucht wird oder ein paar Stunden nach der Geburt schlafen möchte, als auch dass die Mutter das Baby Tag und Nacht bei sich auf dem Zimmer haben kann. Doch egal ob Einzelzimmer, Zwei-Bett-Zimmer oder Familienzimmer, das was in den ersten Tagen nach der Geburt passiert ist einfach magisch. Hierbei handelt es sich um Momente und Erinnerungen, die man nie wieder vergisst. Man möchte nur noch sein Kind ansehen und in den Händen halten. Alles andere ist unwichtig. Man möchte Fotos machen und das Kind am liebsten jedem zeigen. Allerdings möchte man auch Ruhe und Zeit zu dritt erleben. Eine wirklich wunderbare und unvergessliche Reise hat begonnen.

DER GROẞE TAG DER ENTLASSUNG

Was muss zu Hause alles vorbereitet sein?

Im Idealfall haben Sie, wie bereits in den dementsprechenden vorherigen Kapiteln beschrieben, alles Notwendige im Vorfeld vorbereitet. Doch Kinder halten sich nicht an errechnete Geburtstermine und können auch vorher zur Welt kommen. Sollten Sie nun irgendetwas noch nicht erledigt haben (beispielsweise ist die Wickelkommode noch nicht aufgebaut), bitten

Sie entweder Ihre Eltern oder Ihren Partner, dies noch zu erledigen, bevor Sie mit dem Baby nach Hause kommen.

Außerdem kommt es nicht selten vor, dass eine frisch gebackene Mutter nicht stillen kann oder durch starke Medikamentengabe auch nicht stillen darf. Dies ist vorher natürlich nicht abzusehen. Wenn Ihr Kind also in der Klinik bereits Flaschennahrung erhalten hat, geben Sie Ihrem Partner den Auftrag, diese Milch im Drogeriemarkt zu kaufen. Wichtiger Hinweis: Bleiben Sie unbedingt bei der Marke, die Ihr Kind im Krankenhaus erhalten hat. Eine Milchumstellung ist eine Belastung für das Verdauungssystem Ihres Kindes und sollte, wenn möglich, vermieden werden.

Wie kommen Sie mit Ihrem Baby nach Hause?

Unter dem Kapitel „Absprachen“ haben wir bereits empfohlen, sich vor der Geburt Gedanken zu machen, wer Sie abholen soll und mit demjenigen diesbezüglich eine Absprache zu treffen. Meist sagen die Krankenhausmitarbeiter bereits ein Tag vor dem Entlassungstag Bescheid, dass Sie am nächsten Tag entlassen werden. Meist geschieht dies in der Morgenvisite. Ihnen bleibt dann noch der ganze Tag Zeit, der ausgewählten Personen den Termin mitzuteilen. Wichtig ist, dass Sie diese Person bitten, die Autobabyschale mitzubringen. In dieser muss Ihr Baby rückwärts und verkehrssicher nach Hause transportiert werden.

DIE ERSTEN TAGE ZU HAUSE

Die ersten Tage zu Hause, zu dritt, sind immer noch genauso aufregend, wie die ersten Tage im Krankenhaus. Viele Verwandte und Freunde, die Sie im Krankenhaus nicht besucht haben, möchten jetzt das Baby sehen. Im Haushalt kommen Sie jetzt zu nichts mehr und fixieren sich komplett auf Ihr Kind. Und das ist auch gut so! Im Fokus steht nun das Wohlergehen Ihres Kindes und das der gesamten Familie. Sie bekommen nachts wenig Schlaf, da Ihr Kind nachts genauso Hunger hat wie tagsüber. Dies wird in der Regel einige Monate dauern, bis das Kind in der Nacht durchschläft und auf Nahrung nachts gänzlich verzichten kann. Jedoch werden schon bald die Abstände, in denen Ihr Baby Sie wecken wird, deutlich größer werden.

Gerade in den ersten Tagen, werden Sie sich viele gute oder auch gut gemeinte Ratschläge anhören, sowohl von Freunden als auch von der Familie. Was jetzt das Beste für Sie, Ihr Kind und Ihren Partner ist, müssen Sie jedoch nun als Familie alleine herausfinden.

Tipps für eine „entspannte" erste Zeit

Die ersten 6 bis 8 Wochen nach der Geburt nennt man das sogenannte „Wochenbett". Hier stehen nur Sie, Ihr Baby und Ihr Partner im Fokus, sonst nichts.

Das A und O ist, wie bereits erwähnt, die Vorbereitung. Wenn genug Windeln, Feuchttücher und Babyutensilien gekauft wurden, ersparen Sie sich das Einkaufen.

Verabschieden Sie sich von dem Gedanken, dass die Wohnung blitzen und glänzen muss, dies nimmt Ihnen den selbst gemachten Stress. So kurz nach der Geburt, mit einem neugeborenen Kind ist es fast unmöglich, den Haushalt so „perfekt" wie vorher zu gestalten. Nun haben einfach andere Dinge Priorität und das ist sowohl wichtig als auch notwendig.

Lassen Sie sich so wenig wie möglich von Anderen beeinflussen. Sowohl Menschen mit Kindern als auch Menschen ohne Kinder, haben in dieser Zeit sehr viele Ratschläge für Sie. Hören Sie sich diese gerne an, entscheiden Sie aber für sich, was davon wirklich für Sie Sinn macht.

Sie werden in den ersten Tagen und Wochen nach der Geburt Ihres Kindes höchstwahrscheinlich so viele Hilfestellungen und Hilfsangebote erhalten wie nie zu vor. Oft kommt es vor, dass Freunde anbieten, beispielsweise einkaufen zu gehen oder gewisse Dinge zu erledigen, um Sie zu entlasten. Nehmen Sie diese Hilfe auf jeden Fall an. Sie müssen sich nicht schämen, sondern dankbar sein, dass Ihnen mehr entspannte Zeit mit Ihrem Kind geschenkt wird.

Fragen, Sorgen und Ängste sind mit einem frisch geborenen Baby ganz normal. Auch, dass Sie nicht immer sofort wissen, warum Ihr Baby jetzt weint, ist absolut normal. So geht es allen frisch gebackenen Eltern. Ihre Hebamme oder Ihr Kinderarzt helfen Ihnen bei Fragen rund ums Thema Kind gerne weiter. Die meisten Fragen lassen sich oft schon telefonisch klären, sodass Sie sich nicht mit dem neugeborenen Kind auf den Weg machen müssen. Dies ist gerade in der Anfangsphase etwas umständlich. Versuchen Sie, auf Ihr Bauchgefühl zu hören. Mit der Zeit verstehen Sie immer häufiger und immer besser, warum Ihr Baby weint und was ihr/ihm fehlt. Geben Sie sich diese Zeit, die es benötigt, und setzten Sie sich keinesfalls unter Druck.

Kochen ist auch ein sehr spezielles Thema in den ersten Tagen zu Hause. Im besten Fall haben Sie vor der Geburt bereits für ein paar Tage vorgekocht und das Essen eingefroren. Wenn nicht, wird Ihnen mit Sicherheit aus der direkten Familie (meistens ist es die eigene Mutter oder Schwiegermutter) angeboten, etwas zu kochen und vorbei zu bringen. Seien Sie dankbar für so viel Hilfe und lehnen Sie diese auf keinen Fall ab. Ihr Baby möchte am liebsten den ganzen Tag auf Ihrem Arm sein. Wenn Sie jedoch ohne Ihr Kind zwei Stunden hinter dem Herd stehen, ist dies wertvolle Zeit, die Sie gerade in den ersten Tagen besser mit Ihrem Kind verbringen können. Sollten Sie nicht vorgekocht haben und auch keinerlei Hilfe aus der Familie erwarten können, gibt es immer noch zwei Möglichkeiten, um das große Essensthema nicht in Stress ausarten zu lassen.

Möglichkeit 1: Ihr Partner kocht. Sollte der Kindesvater nicht zwei linke Hände haben, können einfache Gerichte auch von ihm schnell erledigt werden. Schließlich muss man hierfür kein Sternekoch sein. Sollte jedoch der Papa sich als eine Katastrophe in der Küche herausstellen, können Sie sehr gut Eintöpfe oder Ähnliches für mehrere Tage kochen. Am besten Gerichte, die Sie für 3 Tage essen können.

So haben Sie nur noch alle 3 Tage den Stress mit dem Kochen. Einkaufen schicken können Sie völlig unbedenklich Ihren Partner. Schwer heben dürfen Sie sowieso nicht und das Baby fühlt sich zu Hause in Ihren Armen geborgener als an der Supermarktkasse.

Entspannen Sie sich bei Spaziergängen an der frischen Luft. Das lässt den Stressfaktor sinken und tut allen Beteiligten gut.

Wenn Ihr Baby tagsüber schläft, und das wird es in der ersten Zeit häufig tun, nutzen Sie diese Zeit auch, um sich auszuruhen und wenn möglich ebenfalls zu schlafen. Denn wenn Ihr Baby nachts wach ist, weil es Hunger hat, sind Sie das ebenfalls. Irgendwann, und zwar meist schon nach den ersten 6 bis 8 Wochen, wird sich dies sowieso automatisch verändern. Je länger das Neugeborene auf der Welt ist und je besser und regelmäßiger die Schlafgewohnheiten Ihres Kindes werden, desto mehr versuchen Sie, diese Zeit zu nutzen, um auch mal etwas zu schaffen.

Sei es, um zu duschen, Wäsche zu waschen, zu kochen oder sonstigen ganz normalen Haushaltstätigkeiten nach zu gehen. Ein guter Mittelweg ist hier der Schlüssel. Wenn Ihr Kind beispielsweise zweimal am Tag einen ausgiebigen mehrstündigen Schlaf hat, können Sie beim ersten „Mittagsschlaf" den Haushalt und Dinge erledigen, die Sie mit Baby nicht oder nur sehr umständlich könnten. Im zweiten längeren Schlaffenster Ihres Kindes, können Sie sich dann ebenfalls mit Ihrem Baby hinlegen und selber schlafen oder sich zumindest entspannen.

Das Schlusswort

In diesem Buch haben Sie nun vom Schwangerschaftswunsch, über die 10 Lunarmonate und die Geburt hinweg, bis hin zu den ersten Tagen zu Hause, viele wichtige Informationen und Tipps erhalten. Bedenken Sie bitte, dass jede Schwangerschaft und jede Geburt unterschiedlich verlaufen. Es gibt hier keine allgemeingültige Ideallösung. Es ist vielmehr eine völlig individuelle Reise. Wir wünschen Ihnen und Ihrem ungeborenen Kind, sowie dem werdenden Vater, alles Gute.

Die schönsten Zitate zur Schwangerschaft

Alles am Weibe ist ein Rätsel, und alles am Weibe hat eine Lösung: sie heißt Schwangerschaft.
Friedrich Wilhelm Nietzsche (1844 - 1900), deutscher Philosoph, Essayist, Lyriker und Schriftsteller
Quelle: Nietzsche, Also sprach Zarathustra. Ein Buch für Alle und Keinen, 1883-1885 (1. vollständige Ausgabe aller Teile 1892). Erster Teil. Die Reden Zarathustras, 1883. Von alten und jungen Weiblein

Siehe, Kinder sind eine Gabe des Herrn,
und Leibesfrucht ist ein Geschenk.
Bibel Griechisch tà biblia, Die Bücher, Buch der Bücher, Heilige Schrift, das Wort Gottes, durch Kirchenvater Chrysostomus im 4. Jh. eingeführter Name des Religionsbuches der Christenheit. Der Text folgt der Lutherbibel, revidierter Text 1984, durchgesehene Ausgabe, © 1999 Deutsche Bibelgesellschaft, Stuttgart. Wiedergabe mit freundlicher Genehmigung des Verlags
Quelle: Altes Testament. Der Psalter (#Ps 127,3)

Frauen sind schwangerschaftsbevorzugt und -benachteiligt.
© Manfred Hinrich (1926 - 2015), Dr. phil., deutscher Philosoph, Philologe, Lehrer, Journalist, Kinderliederautor, Aphoristiker und Schriftsteller

Geht und blickt nicht zurück auf die Städte Fetozid und Embryonenadoption, sonst erstarrt ihr zur Salzsäule...
© Wolfgang J. Reus (1959 - 2006), deutscher Journalist, Satiriker, Aphoristiker und Lyriker

Zeugung ist geistige Selbstverstümmelung.
© Peter Rudl (*1966), deutscher Aphoristiker

Gott ist gut und gerecht! Jubelte dankbar die Samenzelle, als sie als einzige unter Millionen ihr Ziel erreicht hatte.
© Gregor Brand (*1957), deutscher Schriftsteller, Lyriker und Verleger
Quelle: Brand, Meschalim. Zweitausend Aphorismen, Gregor Brand Verlag 2007

In der Regel sagte die unbefruchtete Eizelle: Dafür wirst du mir bluten.

© Margot Brand (*1958)

Alter schützt vor Torheit nicht, doch es verhindert Schwangerschaft.
Aus Norwegen

Schwangerschaft: Baugenehmigung für einen großen Balkon über dem Spielzeugladen.
Unbekannt

Aus jedem Traummann und jeder Traumfrau wird irgendwann ein Alltagsmensch.
Unbekannt

Friedrich Wilhelm Nietzsche (1844 - 1900), deutscher Philosoph, Essayist, Lyriker und Schriftsteller
Quelle: Nietzsche, Briefe. An Hans von Bülow, Anfang Dezember 1882

Briefe an ein Ungeborenes
Zwei Herzen
Ein Baby soll geboren werden,
ein neuer Bürger hier auf Erden.
Dies ist meine kleine Welt,
die eine Unrast in mir hält.
Ich schwanke zwischen wollen und müssen,
sehne mich nach Umarmung und Küssen;
doch da ist nur der dicke Bauch.
Streichle ich, halt dich, das geht auch.
Entzückt drehst du den Pops zur Hand.
Ich spüre, uns verbindet ein Band.
Plötzlich ist da nur noch wollen!
Ich bin so dick, kann kaum noch rollen.
Du machst stets ein Geheimnis draus,
ob du ein Bub wirst oder 'ne Maus.
Langsam ist es mir egal,
nur dich in mir wird zur Qual.
Die Menschen spielen langsam verrückt,
als wäre ihnen ein großer Streich geglückt.
Ich will die Einheit Deutschlands nicht,
denn das bedeutet vor allem Verzicht!
© Ellen Zaroban

Briefe an ein Ungeborenes

Das Leben in mir

Leben in mir –
Freude, Ängste, Sorgen.
Wann bist du hier,
heute noch oder erst morgen?
Bist du gesund?
Ich hab lauter Fragen,
bin kugelrund,
möchte dir so vieles sagen.
Du machst dir Platz,
trittst mitunter kräftig zu.
Nur beim Fernsehen, kleiner Spatz,
gibst du einigermaßen Ruh'.
Faszinierend, kaum zu glauben,
bist noch so ein kleiner Wicht,
wirst uns bald Schlaf und Nerven rauben;
dennoch freuen wir uns auf dich.
Ist's auch egal, ob Maus, ob Sohn,
gibt's doch geheime Wünsche. Nur:
Gesundheit wär' der beste Lohn.
Das andere macht Mutter Natur.

© Ellen Zaroban

Für die Ungeborenen ist auch die Vergangenheit noch nicht passiert.

© Michael Richter (*1952), Dr. phil., deutscher Zeithistoriker und Aphoristiker

Quelle: Richter, Wortbruch. Aphorismen, verbum Druck Berlin, 1993

Ahnung

Noch kann ich
nicht wiegen,
nicht halten
in meinem Arm
dich winziges Wesen,
das ich
ahnend erst
und doch so nah
meinem Herzen trage,

schon jetzt,
du werdendes Leben,
berührst du das meine
ganz tief.
© Ruth W. Lingenfelser (*1952), Sekretärin, Dichterin, Aphoristikerin und Buchautorin

Mein Kind
Ich wachse mit dir
heran und heran
kommt die Zeit,
wo mein Leben
durch dein Leben
getragen wird,
wo ich dich
an die Hand nehme
ganz warm,
um dir Kraft
für dein Wachsen
zu geben.
© Ruth W. Lingenfelser (*1952), Sekretärin, Dichterin, Aphoristikerin und Buchautorin

Der Mensch bleibt schwach bei aller Weisheit,
Die nur zu oft der Stimmung unterliegt;
Denn stets kommt eine neue Thorheit,
Wenn kaum die alte ist besiegt.
Heinrich Martin (1818 - 1872), deutscher Schriftsteller, Pseudonym für Heinrich Martin Jaenicke

Ein Weib, das ein Kind erwartet, sollte sein wie eine Siegerin.
Lily Braun (1865 - 1916), deutsche Frauenrechtlerin

Da war eine Dame in Frechen.
Die mußte den Urlaub abbrechen.
Sie erkrankte am Virus.
Doch damit ist Schluß,

denn der Virus lernt heute schon sprechen.
© Yobus (*1942), eigentlich Jörg Engemann, Zauberkünstler, Conférencier und Regisseur, seit 1981 mutiert zum Zauberpoeten, 50. Bühnenjubiläum am 4. August 2009

Herzensanliegen

Vater: Was liegt dir auf dem Herzen mein Kind, so bang?
Tochter: Ach, unterm Herzen liegt mirs nun schon sechs Monden lang.
Johann Peter Hebel (1760 - 1826), deutschsprachiger Dichter aus dem alemannischen Sprachraum Südbadens, evangelischer Theologe und Pädagoge

Es scheint mir, dass allein der Zustand der Schwangerschaft uns immer wieder an's Leben anbindet.
Friedrich Wilhelm Nietzsche (1844 - 1900), deutscher Philosoph, Essayist, Lyriker und Schriftsteller
Quelle: Nietzsche, Briefe. An Hans von Bülow, Anfang Dezember 1882

Wir danken Ihnen für Ihr Interesse und Ihr Vertrauen. Als Dankeschön dafür, haben wir eine besondere Überraschung. Wir haben einen exklusiven **Leitfaden für frischgebackene Eltern – inklusive Checkliste, was ein Kind im ersten Jahr lernen sollte**. Und diesen erhalten Sie vollkommen kostenlos. Das klingt wunderbar? Dann warten Sie nicht lange und holen Sie sich Ihr Gratis-Geschenk.

Hier geht es zu Ihrem Gratis-Geschenk:

https://forms.gle/QZW28znJaSqb8zfM8

1. **Öffnen Sie die Kamera-App auf Ihrem Smartphone und richten Sie die Kamera auf den QR-Code.**
2. **Klicken Sie auf den Link, der Ihnen angezeigt wird und schon werden Sie zur Website weitergeleitet.**

Impressum

Herausgeber: Pegoa Global Media GmbH / Am Sandtorkai 27 / 20457 Hamburg
Kontakt: kontakt@pegoamedia.de
Coverbild: Shutterstock

Haftungsausschluss:
Die Nutzung dieses Buches und die Umsetzung der enthaltenen Informationen, Anleitungen und Strategien erfolgt auf eigenes Risiko. Der Autor kann für etwaige Schäden jeglicher Art aus keinem Rechtsgrund eine Haftung übernehmen. Haftungsansprüche gegen den Autor für Schäden materieller oder ideeller Art, die durch die Nutzung oder Nichtnutzung der Informationen bzw. durch die Nutzung fehlerhafter und/oder unvollständiger Informationen verursacht wurden, sind grundsätzlich ausgeschlossen. Rechts- und Schadenersatzansprüche sind daher ausgeschlossen. Dieses Werk wurde sorgfältig erarbeitet und niedergeschrieben. Der Autor übernimmt jedoch keinerlei Gewähr für die Aktualität, Vollständigkeit und Qualität der Informationen. Druckfehler und Falschinformationen können nicht vollständig ausgeschlossen werden. Es kann keine juristische Verantwortung sowie Haftung in irgendeiner Form für fehlerhafte Angaben vom Autor übernommen werden. Die bereitgestellten Analysen, Vorschläge, Ideen, Meinungen, Kommentare und Texte sind ausschließlich zur Information bestimmt und können ein individuelles Beratungsgespräch nicht ersetzen. Alle Informationen dieses Buches entsprechen dem Kenntnisstand zum Zeitpunkt des Verfassens dieses Buches. Eine Haftung für mittelbare und unmittelbare Folgen aus den Informationen dieses Buches ist somit ausgeschlossen.
Informieren Sie sich weitläufig aus unterschiedlichen Quellen und bedenken Sie, dass am Ende nur Sie für die Entscheidungen verantwortlich sind.

Haftung für externe Links:
Unser Angebot enthält Links zu externen Websites Dritter, auf deren Inhalte wir keinen Einfluss haben. Deshalb können wir für diese fremden Inhalte auch keine Gewähr übernehmen. Für die Inhalte der verlinkten Seiten ist stets der jeweilige Anbieter oder Betreiber der Seiten verantwortlich. Die verlinkten Seiten wurden zum Zeitpunkt der Verlinkung auf mögliche Rechtsverstöße überprüft. Rechtswidrige Inhalte waren zum Zeit-punkt der Verlinkung nicht erkennbar.

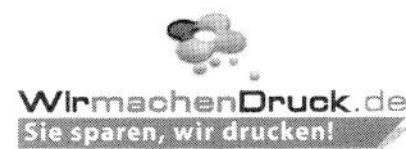